JN085773

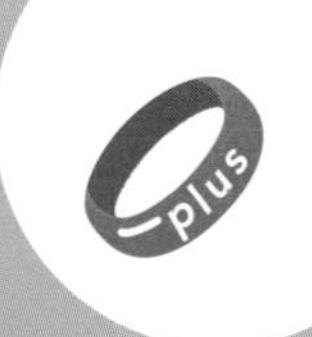

認知症plus 意思表明支援

日常生活の心地よさを引き出す対話事例

監修 長江弘子

編集 原沢のぞみ
高紋子
岩﨑孝子

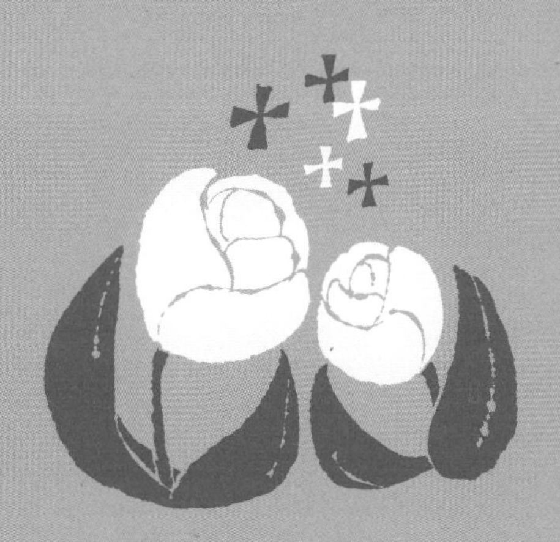

日本看護協会出版会

執筆者一覧

●監修

長江　弘子　東京女子医科大学看護学部教授

●編集

原沢のぞみ　東京女子医科大学看護学部准教授

高　紋子　昭和大学保健医療学部看護学科講師

岩﨑　孝子　東京女子医科大学看護学部講師

山縣　千尋　東京女子医科大学看護学部助教

川原　美紀　前東京女子医科大学看護学部助教

●執筆者一覧（執筆順）

成本　迅　京都府立医科大学大学院医学研究科教授
（第1章1）

長江　弘子　〈前掲〉
（第1章2，第3章2）

高　紋子　〈前掲〉
（第2章1，第3章1/事例5・事例6）

岩﨑　孝子　〈前掲〉
（第2章2，第3章1・2）

原沢のぞみ　〈前掲〉
（第2章3，第3章1・2）

山縣　千尋　〈前掲〉
（第3章1/事例10，第3章2）

川原　美紀　〈前掲〉
（第3章1）

川添恵理子　北海道医療大学看護福祉学部講師/地域看護専門看護師
（第3章1/事例1・事例9）

那須　真弓　茨城県立医療大学保健医療学部助教/摂食嚥下障害看護認定看護師・老人看護専門看護師
（第3章1/事例2・事例4，第3章2/事例8）

我妻　雪子　茅ヶ崎市立病院看護部/老人看護専門看護師
（第3章1/事例3）

小栗　智美　日本医科大学付属病院看護部/老人看護専門看護師
（第3章1/事例7・事例11，第3章2/事例9）

福島　昌子　群馬県立県民健康科学大学看護学部講師
（第3章1/事例8・事例14，第3章2/事例4）

三村　千弦　東京女子医科大学病院看護部/老人看護専門看護師
（第3章1/事例12，第3章2/事例2）

川添　紀子　東京女子医科大学病院看護部/老人看護専門看護師
（第3章1/事例13，第3章2/事例1）

白取　絹恵　東京都健康長寿医療センター看護部/認知症看護認定看護師
（第3章2/事例3・事例6）

山内　典子　東京女子医科大学附属八千代医療センター看護部/精神看護専門看護師
（第3章2/事例5）

桑原　良子　長野保健医療大学看護学部講師/老人看護専門看護師
（第3章2/事例7）

はじめに

本書は、認知症ケアに関する「認知症 Plus シリーズ」として「意思表明支援」をテーマに、認知症ケアの実践としての心地よさを引き出すための対話を示したものです。

意思表明という用語は「認知症の人の日常生活・社会生活における意思決定支援ガイドライン」(2018年6月公表)において意思決定支援のプロセスとして提示され、その一つの段階として明示されました。このガイドラインでは、本人が意思を形成することの支援(意思形成)、本人が意思を表明することの支援(意思表明)、本人が意思を実現するための支援(意思実現)のプロセスであると示されています。

このプロセスでは認知症の人であっても一人ひとりが自分で意思を形成し、それを表明でき、その意思が尊重され、日常生活・社会生活を決めていくことが重要とされ、本人の意思の尊重・本人の意思決定能力への配慮・チームによる早期からの継続支援を意思決定支援の基本原則として示されています。よって意思表明支援は、本人の意思の形成と表明を支える重要な段階にあり、認知症の人とのコミュニケーションを十分にとる必要性を意味しています。しかしながら、どのようにコミュニケーションをとればよいか戸惑うことも多いと思います。そこで本書では、認知症の人とのコミュニケーションを「対話」と置き換えることで、新たなケアの視点で捉え直し、ケア提供者の実践として思考と行為を言語化し可視化することを試みました。ケア提供者が日々の看護実践の中で認知症の人をどのように捉え、何を考え、どのような意図をもってコミュニケーションしているのかをリアルに表現するためです。そしてその対話のイメージを読者と共有するために、LINE アプリのように示してみました。

認知症の人と家族、さまざまなケア提供者との対話には、示される言葉の背景にケア提供者の考えや思いがたくさん込められています。それを本書では「対話の手がかり」と称し、ケア提供者の対話の極意として表現しています。監修者・編者としても、執筆者の卓越した技の中にある対話の極意を示すことは、とてもチャレンジングなことでした。読者の皆様には是非、認知症の人と家族、ケア提供者の対話を追体験しつつ、日々の認知症の人と家族のケアの実践に役立てていただけることを願っています。

本書の構成は、考え方の基本となる「解説」(第1章・第2章)と「実践事例の展開」(第3章)の2部に大きく分かれています。「解説」の第1章では、ガイドラインにおける意思表明支援の重要性や認知症という疾患の理解、エンドオブライフケアの概念に基づいた意思表明支援の考え方について解説しています。次の第２章では、「心地よさを引き出すための対話に求められること」として、1．認知症の人とケア提供者との「対話」の重要性、2．認知症の人を家族とともに支えるために、3．認知症の人と家族との「対話」の手がかりの３部構成でまとめています。特に、対話の「手がかり」は事例に示された対話の極意を分析・整理して示したものであり、意思表明支援のプロセスを形式化しているものです。これは本書の編集過程で生まれた貴重な知見です。読者の皆様から忌憚ないご意見をいただければ幸いです。

「実践事例の展開」は「第３章 認知症の人と家族の意思表明を支える対話」として、日常生活のケアにおける対話・14事例、症状の変化・進行に合わせた本人や家族との対話・９事例を提示しています。どの事例もその背景とケア提供者の考えとともに、対話の相互作用を体験することができると思います。日頃気になっている認知症の人を思い浮かべながら事例を読んでいただけたら、何かのヒントがつかめるのではないかと思っています。

まとめとして、エンドオブライフケアの概念に基づくケアのプロセスとしての「意思表明支援」は、その人を取り囲む関係性の中でどう生きたいかを、その人自身が意識化し、それを言葉や行動で表明し、何かをつかみ取って選んでいくことを支えていくプロセスです。認知症の人であってもその世界を生きている唯一無二のかけがえのない存在です。人として存在し、敬意をもって話しかけ、心を通わせることで生まれる他者との心の交流は、まぎれもなくその人の現実世界、体験世界を語ることを促し、その語りは社会とつながる心地よさを提供するケアとなるのです。認知症の人とのコミュニケーションを「対話」すると考えることで、ケア提供者のケアの困難さや不安を軽減するとともに、認知症の人にとっては安心・安楽をもたらし、穏やかに過ごす心地よさをもたらす新たな認知症ケアのアプローチ方法を提示できるのではないかと考えています。

最後に、このたびの出版に際しまして多大なご尽力をいただいた日本看護協会出版会の皆様に心より御礼申し上げます。

2021年6月

編著者を代表して　長江　弘子

目　次

Introduction
認知症の人の日常生活・社会生活における意思決定支援ガイドライン

（厚生労働省　平成30年6月）

【概念図】

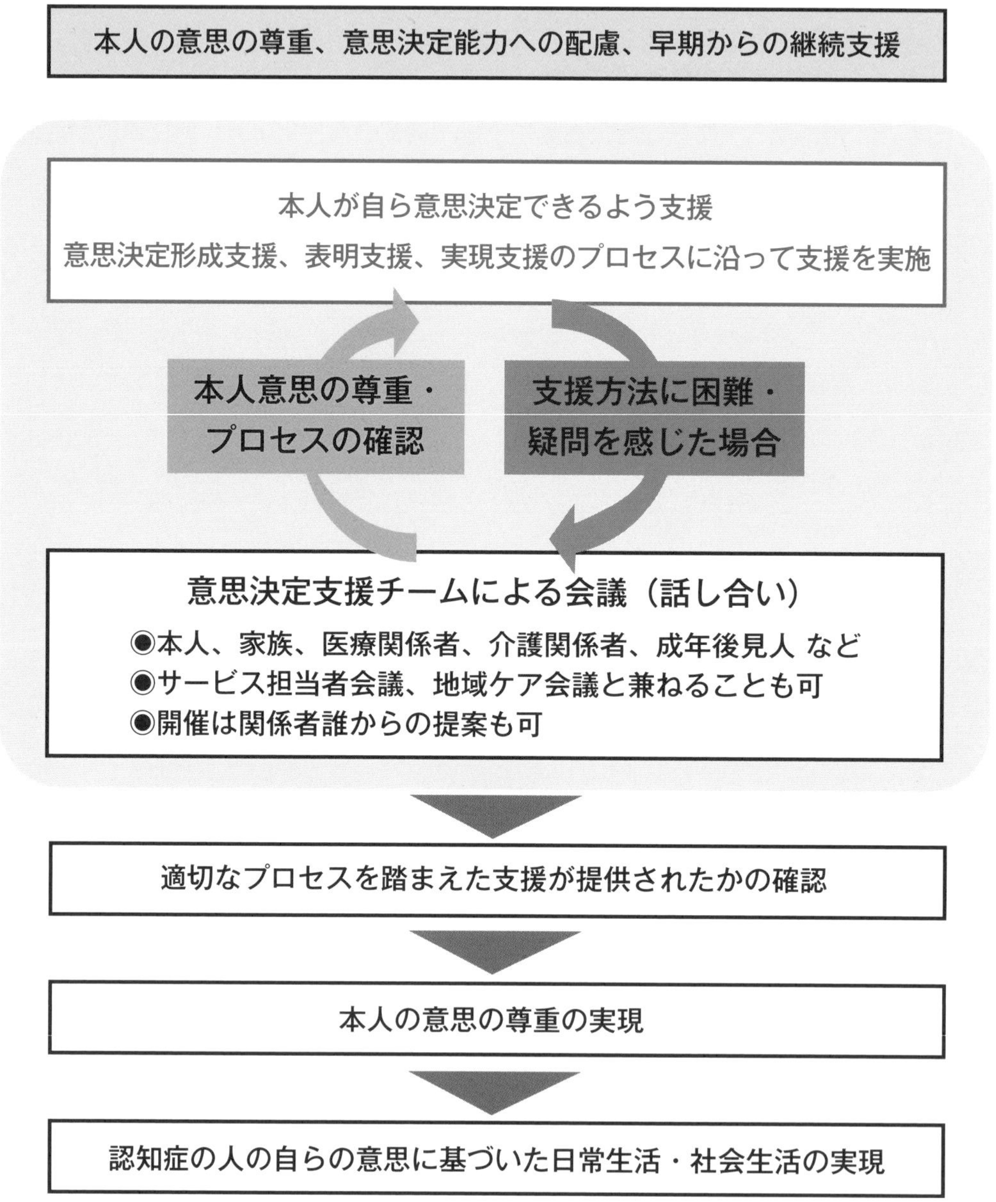

本人の意思の尊重、意思決定能力への配慮、早期からの継続支援

本人が自ら意思決定できるよう支援
意思決定形成支援、表明支援、実現支援のプロセスに沿って支援を実施

本人意思の尊重・プロセスの確認

支援方法に困難・疑問を感じた場合

意思決定支援チームによる会議（話し合い）

◉本人、家族、医療関係者、介護関係者、成年後見人 など
◉サービス担当者会議、地域ケア会議と兼ねることも可
◉開催は関係者誰からの提案も可

↓

適切なプロセスを踏まえた支援が提供されたかの確認

↓

本人の意思の尊重の実現

↓

認知症の人の自らの意思に基づいた日常生活・社会生活の実現

【具体的なプロセス】

日常生活・社会生活等における意思決定支援のプロセス

人的・物的環境の整備

◎意思決定支援者の態度
（本人意思の尊重、安心感ある丁寧な態度、家族関係・生活史の理解 など）

◎意思決定支援者との信頼関係、立ち会う者との関係性への配慮
（本人との信頼関係の構築、本人の心情、遠慮などへの心配り など）

◎意思決定支援と環境
（緊張・混乱の排除、時間的ゆとりの確保 など）

意思形成支援：適切な情報、認識、環境の下で意思が形成されることへの支援

［ポイント、注意点］
- ◉本人の意思形成の基礎となる条件の確認（情報、認識、環境）
- ◉必要に応じた 都度、繰り返しの説明、比較・要点の説明、図や表を用いた説明
- ◉本人の正しい理解、判断となっているかの確認

＋

意思表明支援：形成された意思を適切に表明・表出することへの支援

［ポイント、注意点］
- ◉意思表明場面における環境の確認・配慮
- ◉表明の時期、タイミングの考慮（最初の表明に縛られない適宜の確認）
- ◉表明内容の時間差、また、複数人での確認
- ◉本人の信条、生活歴・価値観等の周辺情報との整合性の確認

＋

意思実現支援：本人の意思を日常生活・社会生活に反映することへの支援

［ポイント、注意点］
- ◉意思実現にあたって、本人の能力を最大限に活かすことへの配慮
- ◉チーム（多職種協働）による支援、社会資源の利用等、様々な手段を検討・活用
- ◉形成・表明された意思の客観的合理性に関する慎重な検討と配慮

各プロセスで困難・疑問が生じた場合は、チームの会議も併用・活用

意思決定支援のプロセスの記録、確認、振り返り

第1章

認知症の人への
意思表明支援の目指すところ

1 意思決定支援のプロセスにおける意思表明支援の重要性

1 はじめに

認知症の人に対する治療やケアにおいて、できるだけ本人の希望を反映させせつつ最善の利益が得られるようコミュニケーションをとりながら方針を決めていく必要がある。このプロセスにおいては、認知症の医学的理解やそれをもとにしたコミュニケーションスキルが必要となるが、とりわけ意思表明支援においては、環境への配慮や、表明のタイミングなどの点でその人の症状や状態を十分理解しておく必要がある。すなわち、認知機能障害や精神症状による意思表明の難しさを理解して配慮することに加えて、それが改善可能な症状であれば治療的介入を行った上で支援する必要がある。このため、本稿では、意思表明支援の観点から知っておくべき認知症の疾患別の特徴や症状、状態像について、神経心理学的、および老年精神医学的観点から解説した。

2 認知症の疾患別の特徴

認知症の症状は疾患別に異なり、同じ疾患の中でも障害されている脳部位や病期によっても変わってくる。このため、まずは大まかに疾患ごとの特徴を把握し、個々にどのような症状を呈しているか、どのような病期にあるのかを理解していく必要がある。ここでは、代表的な４疾患について解説する。

（1）アルツハイマー型認知症

数日から数分前までの最近の記憶が障害される近時記憶障害を主体とする「認知機能障害」と、不安、うつ、無気力、および被害妄想や興奮などの「精神症状」を特徴とする。神経変性疾患であり、年単位でゆっくりと進行する。

初期には、近時記憶障害のみで他の認知機能は保たれている例が多く、意思表明に関して問題がない場合も多い。このため、まずは認知症という診断に惑わされることなく、本人と話すことが重要である。一方で、対人コミュニケーションにおいて自分の認知機能低下を知られないよう、よく理解できていなくてもわかったふりをする取り繕いという現象がみられることに注意が必要である。本人の理解の程度を確かめながら支援を進める必要がある。また、相手の意見に合わせる迎合性、同調性がみられることもあり、同意していたとしてもそれが本人の価値観や気持ちに果たして沿っているのか確認する必要がある。

もう一つの問題としては、その場では十分理解し意思表明することができたとしても、後でそのことを忘れてしまっているという状況が生じることがある。その場合には、時間を置いて何度か確認したり、できれば人を替えて確認したりすることが必要である。複数回の確認でも意思が変化しなければ、本人の意思と認めることができる。

「精神症状」については、うつや興奮、妄想などがみられる頻度が多く、まずは治療で改善できないかを試みることが重要である。どうしても改善しないうちに意思決定しないといけない場合は最小限にとどめ、改善後に方針を変えることができる余地を残しておくことが必要である。精神症状がどの程度意思決定に影響しているかは、これまでの本人の性格や価値観などの情報をできるだけ得て、整合性について確認することで、ある程度評価が可能である。たとえば、うつであれば、症状として罪責感や他人に迷惑をかけているといった特徴的な思考が現れ、結果として積極的な治療を拒否する場合もある。治療によりうつが改善すればその他の治療にも同意が得られることは、時折経験される。

中期から後期にかけては、言語での表出が難しくなるが、表情や身振りに着目することで本人の意向をくみ取るよう努める。加えて、アドバンス・ケア・プランニングや事前指示などの事前の意思表明も反映させながら意思決定していく。現状では、このような事前の意思表明をどう取り扱うかについて十分な実務の蓄積があるわけではなく、多職種での話し合いの中で参考にすることになるだろう。

(2) 血管性認知症

脳の部位のうち、前頭葉など重要な認知プロセスに関わる脳部位に生じた梗塞や出血により発症する。損傷を受けた脳部位によって症状は異なるが、前頭葉の機能障害が関与している例が多い。梗塞や出血が生じるたびに機能が低下していくことから、階段状に進行するといわれている。また、経過の中でせん妄を伴うことが多いことにも注意が必要である。

前頭葉機能には、将来を見通して計画を立てたり、いくつかの選択肢から論理的に一つを選んだりといった意思表明支援に必要な機能が含まれている。障害されると、他の刺激を抑制して一つのことに考えを集中させたり、状況に応じた柔軟な選択ができなくなったりする。このため、周囲の刺激を遮断し、集中しやすい環境を整えたり、選択にあたって重要な情報を紙に書いて適宜そちらに注意を向けたりする支援が必要となる。

梗塞や出血が言語領域に生じた場合には、失語を生じる。失語には、前頭葉の言語領域が障害されて発話が障害される運動性失語と、側頭葉の言語領域が障害されて言語理解が障害される感覚性失語がある。運動性失語においては、こちらの会話は理解できており、身振り手振りや書字など話し言葉以外の表出手段を工夫する。一方で、感覚性失語では、流ちょうに言葉を話し、一見失語があるように見えない場合がある。しかしながら、こちらの会話は理解せずに話しているため、話す内容はまとまりを欠き、状況にそぐわないものとなる。通常、リハビリテーションのために言語聴覚士が関わっていることが多く、どこまで理解できているのかを確認しながら協働して支援するとよいだろう。一般にリハビリテーションに関わる職種（言語聴覚士、作業療法士、理学療法士）は、リハビリテーションにあたって本人に自発的に動いてもらうことが必要なため、本人のモチベーションを引き出すための声かけや関係構築に長けており、意思表明支援のための関わりのヒントが得られることも多い。

せん妄については、改善のための介入を行うとともに、一日の中で比較的意識清明な時間帯を探して、そのタイミングでコミュニケーションをとってみる工夫が必要である。前述のうつと同様に、せん妄の期間中の意思決定については最小限とし、改善後に変更できる余地を残しておくことが重要である。すなわち、入院中など普段の環境と異なる状況においてせん妄は発症しやすく、自宅や介護施設など元の環境に戻ると改善することも多いことから、急性期病院入院中は、治療に必要な最小限の意思決定のみを行い、普段の環境に戻ってなじみのスタッフから支援を受けながら、長期的な意思決定を行うといったことが考えられる。

（3）レビー小体型認知症

アルツハイマー型認知症と同様に神経変性疾患に分類されるが、認知機能や精神症状の状態に変動が大きい点が異なっている。近時記憶障害はアルツハイマー型認知症よりは軽いことが多いが、注意障害や視空間機能障害がみられる。精神症状としては幻視や妄想、うつがみられるのが特徴である。

まず意思表明支援にあたって留意すべき点は、状態の変動性である。せん妄やうつの場合と同様に状態のよい時を見計らって重大な意思決定は行う必要がある。また、注意障害は持続的にみられることから、集中できる環境づくりをし、適宜会話に集中できているかを確認したり、注意を喚起したりするようにする。視空間機能障害は、階段を降りる時に目測を誤ったり、食事の際にうまく食物を取ることができなかったりするなど日常生活には支障が出るが、意思決定に対する影響は限定的である。幻視については、被害妄想を伴うと落ち着いて意思決定することができないという影響はあるが、意思表明そのものには大きな影響はないことが多い。このように、認知症の症状の重症度と意思決定能力は必ずしも相関しないことにも、留意すべきである。

（4）前頭側頭葉変性症

65歳未満で発症する若年性認知症に多い神経変性疾患である。アルツハイマー型認知症と同じく、年単位でゆっくりと進行する。障害される脳部位などによっていくつかに分類されており、行動に抑制が効かなくなって万引きなどの反社会的行動や暴言暴力がみられるようになるタイプや、言語の表出や理解に障害がみられるタイプもある。このため、症状のパターンについて、まず確認する必要がある。

前頭葉機能が障害され行動面に変化が出るタイプでは、血管性認知症において解説したことと同様の工夫が必要になる。長期の見通しを立てることができず短絡的な選択をしてしまったり、感情面が落ち着かず、なかなか関係性を構築することが難しかったりする場合がある。不必要な刺激を避け、説明時間も短くする必要がある。明らかに自分の利益にならない選択をしている場合は、もともとのその人の意向や好みも考慮して、疾患により影響を受けている部分と、もともとの性格や選好の部分を分けて判断する必要がある。

言語の障害がみられるタイプでは、失語症に準じた工夫が求められる。梗塞や出血による失語と異なり、ゆっくりと進行することから、あらかじめ進行を予測して意向を聞き取っておくことが重要になる。いずれにしても、表出が障害されているのか理解が障害されているのかは、把握しておく必要がある。

3 医療同意能力評価と意思表明支援

医療行為やリハビリテーション、介護などはすべて対象者の同意を基本に行われる。医療行為を例にとると、身体に侵襲を与える行為であることから、本来はそれを受ける当事者のみが同意できるとされている。日本では介護についてはあまり意識されることはないが、医療行為と同様に介護の過程で身体に傷害を生じる危険性はあることから、医療行為に準じて考えることができるだろう。従来は認知症の人については家族から同意を得ることが多かったが、自己決定の尊重の観点からできるだけ本人の同意を得る努力をすることが推奨されている。また、身寄りのない人も増えており、現実的に本人からしか同意が得られない事例も増えている。意思表明支援にあたっては、表明された意思が何らかの医療行為や介護サービス提供のための契約の基礎として有効かどうか、検証することも必要である。

医療同意能力は一般に、理解、認識、論理的思考、選択の表明の４要素モデルで理解されており（**表 1-1**）、必要とされる能力は、治療内容の複雑さやリスクの程度によって異なる。たとえば、インフルエンザの予防接種のような、誰もがメリットを明確に理解でき、かつ低リスクなものについては、低い能力であっても有効と考えられる。一方、手術や化学療法といった、予後への影響が大きくリスクの高い治療については、十分な意向確認が必要になり、有効な同意とするためには高い能力を要する。詳しい評価については、侵襲が大きい医療行為につ

表1-1　医療同意能力を構成する4要素

理解	・医師から受けた説明の内容を、どの程度理解しているか ・本人自らの言葉で開示された情報を説明してもらう
認識	・医師から受けた説明の内容を、患者本人が自分のこととして認識しているか ・宗教的信念や文化的背景など個人の価値観も含めて検討する必要があり、最も複雑なプロセス
論理的思考	・医療行為の結果を推測した上で、論理的に考えられるか
選択の表明	・意思が揺れずに自分の意見をはっきり表明できているか ・言葉で伝える以外に、文章にして書く、うなずくなどの手段で伝えられる場合も含む

（成本 迅：医療等の意思決定が困難な人に対する支援の方法:：老年精神医学の視点から，実践成年後見．2018；72：79-85.）

いて本人の同意で行う際に、その同意が有効か懸念される場合や、医療者側が推奨する医療行為を本人が拒否していて、その意向に従って治療を差し控えてよいか検討する場合などに用いられる。詳しい評価が必要ない場合でも、本人の治療や介護の内容についての理解や意向について意識して確認しておくことは必要である。

詳しい評価の手法として、MacArthur Competence Assessment Tool-Treatment（MacCAT-T）がある[1]。これは、個別の医療行為について、その内容や治療の選択肢などを、前述の医療同意能力の4要素に分けて評価する半構造化面接法であり、それぞれの項目について点数をつけるが、最終的には総合評価で有効な同意といえるかを判定する。施行自体は20分程度あれば可能だが、説明内容と採点基準は治療内容に応じて作成する必要がある。筆者らが研究を目的として作成した抗認知症薬に関するMacCAT-Tの記録用紙や採点基準は、下記URLからダウンロード可能となっているので、参照されたい。

○MacCAT-T（認知症）記録用紙

https://researchmap.jp/multidatabases/multidatabase_contents/detail/231990/3ee358f47d69af8df32b115daa08aad0?frame_id=497783

○MacCAT-T（認知症）評価基準

https://researchmap.jp/multidatabases/multidatabase_contents/detail/231990/a2d31505b33ba1f652c2147eb35acde7?frame_id=497783

同意能力評価は同意の有効性を検証するだけでなく、評価を行って不十分なところがあれば、それを補う工夫を考えるきっかけになる。当該治療に対して有効な同意が得られない、すなわち本人同意だけでは治療を進めることができないという結果になった場合でも、本人の意向が重要であることに変わりはない。このため、意思表明支援の工夫を行って、できるだけ本人の意向を聞き取り、それを軸にQOL、周囲の状況などを勘案して多職種で支援しながら治療方針を決定していく必要がある。

4　意思表明支援のためのコミュニケーション

意思表明は、表明相手との関係性に大きく影響を受ける。特に認知症の人は周囲の状況や相手の会話の理解が難しく、不安な状況に置かれていることから、過度に依存的になって相手にすべて委ねたり、逆に防衛的になってすべて拒絶してしまったりと、極端な反応が出ることがある。たとえば、治療の拒否がみられる場合、その背景にある治療への不安や痛みなどの不快な症状に焦点をあてて聞き取りながら、治療関係を構築することで、治療の受け入れに転じることもよく経験されることである。

聞き取る側の価値観や立場が説明に影響することにも気をつける必要がある。たとえば、「手術が成功する確率は95%です」と説明された場合と、「手術によって死亡する確率は5%です」と説明された場合とでは、前者の方が手術に対する印象が肯定的なものになるが、このような効果を医療従事者側が自覚せずに利用していることがある。患者の最善の利益を考えて患者を教育、指導することが求められる場合もあるが、一方で、こちらの価値観の押し付けや誘導につながる可能性も自覚しておく必要がある。こちらに決定を委ねられた場合にも、質問を通して本人の意向を探ったり、非指示的な関わりによって患者が安心して自らの意向を表明できるような関係性を構築したりすることが必要である。

また、日本では老いては子に従えという文化的背景のもと、本人が家族にその決定を託すケースも多い。また、医療従事者側も、慣行として長く家族に代理で決定を求めてきた歴史がある。代理での決定を求められた家族は、どのように判断したらよいか悩み、判断後もその是非を自問するなど、葛藤や不安、自責、後悔といった感情にさいなまれ、うつに移行することもある。このため、意思決定支援においては、本人だけでなくその家族も支援の対象とみなす必要がある。具体的には、意思決定を行うチームの一員として家族を位置付け、過度な心理的負担がかからないようにすることに加え、本人への思いを安心して表出できるようにする。介護負担の軽減に必要なサービスの提案、相談先の紹介など一般的な介護者支援によって、介護者に心理的、時間的、経済的な余裕を与えることが間接的に意思決定支援につながることもある。患者本人と家族の意見が対立することもよく経験されるが、その場合には、本人の自由な意思表明が確保されるように、家族とは別に話をする機会を設けるとよい。また、背景にはそれまでの患者家族関係や現在の介護負担が複雑に絡み合っていることが多く、ソーシャルワーカーや心理士といった他の専門職と協働することで解決の糸口をつかむことができる場合もある。

5 おわりに

本稿では、認知症の疾患別の特徴に応じた意思表明支援について解説した。京都府において京都認知症総合対策推進計画（京都式オレンジプラン）の達成度評価のために医療介護の専門職に対してアンケート調査を行ったが[2]、「人生の終末に至るまで、わたし（認知症の人）の思いが尊重されると思う」という質問項目の達成度について、「とてもそう思う」、「少しそう思う」と答えた人の割合は15%に過ぎなかった。このように、意思決定支援、とりわけ意思表明支援は難しいという印象を持つ医療福祉関係者が多いと思われる。これには、本人の意向に結果的に沿えなかったという体験が大きく影響しているものと思われる。最終的な結果はともかく、そのプロセスに着目して自己の達成度を評価することが必要と考えている。

われわれは、意思決定支援の知識やスキルの普及啓発を目指して2018年に一般社団法人日本意思決定支援推進機構（略称：意思決定サポートセンター）（https://www.dmsoj.com/）を設立し、認知症に関する医学的知識と医療同意能力評価、意思決定支援のためのコミュニケーション法、多職種での意思決定支援プロセスなどを検討しており、本稿の内容の多くはそこでの検討が基になっている。医療に関しては「意思決定支援のためのガイド」[3] を作成して下記よりダウンロードできるようにしているので、研修などを行う際にご活用いただけたら幸いである。

○認知症の人と家族向け

https://researchmap.jp/multidatabases/multidatabase_contents/detail/231990/e62edb6d12d8aa776280ca9e0c37afd1?frame_id=497783

○在宅支援チーム向け

https://researchmap.jp/multidatabases/multidatabase_contents/detail/231990/00901e496d5aba8dc3f5ace9b9c40fa7?frame_id=497783

○医療従事者向け

https://researchmap.jp/multidatabases/multidatabase_contents/detail/231990/591ea2be0ae83a14810cd1b93dd4b9d2?frame_id=497783

（成本 迅）

● 引用文献

1）Grisso T, Appelbaum PS : Assessing competence to consent to treatment; a guide for physicians and other health professionals. Oxford University Press, New York, 1998（北村總子, 北村俊則・訳：治療に同意する能力を測定する　医療・看護・介護・福祉のためのガイドライン．日本評論社；2000.）

2）京都地域包括ケア推進機構：認知症総合対策推進プロジェクト．京都式オレンジプラン10のアイメッセージ評価報告書．2018年2月．2018．きょうと認知症あんしんナビホームページより．< http://www.kyoto-ninchisho.org/common/pdf/10ai_massage_report.pdf.>

3）成本 迅：認知症の人の医療選択と意思決定支援．クリエイツかもがわ．2016.

2 意思表明支援による思いの交流と日常生活の心地よさに向けたアプローチ

1 はじめに

認知症とともに生きる人々の体験世界は、支援する私たちが見ている現実とは異なり、時間や空間を超えてさまざまな様相の中に生きている。ケア提供者として私たちは、どのように向かい合えばよいのだろうかと戸惑う。時には、反応がない、何を考えているのかわからないと感じ、無意識に遠ざかってしまうこともあるのではないだろうか。

本稿では、認知症とともに生きる人々の体験世界に、どのように近づくことができるのか、ケア提供者として、一人の人間として心を通わすことを試みるアプローチとして、「対話による意思表明」について述べたいと思う。また、意思表明は意思決定支援とどうつながるのか、その位置づけやケアのプロセスとしての意味、そしてケア提供者として必要な話を聴く姿勢や態度などを紹介したい。そして「その人の生きる」を支援するエンドオブライフケアとしての考え方を基盤にした、意思表明支援の対話のプロセスの意義を読者と共有したいと思う。

2 意思表明支援の意義とケアのプロセスとしての対話の重要性

(1) エンドオブライフケアにおける意思表明支援の意義

エンドオブライフケアとは、患者の意思表明を中心に置きながら、病気であるその人だけではなく、関わる人々すべてが自分の生の一部としてエンドオブライフについて考え、これまでの経験や他者の死を通して、人間としてどう生きるのか、大切なことは何かを意識化しどう生きるかということを問い、自分らしく生きることを相互に学ぶ機会であると考える。そのように考えるとエンドオブライフケアの概念に基づく「ケアのプロセスとしての意思表明支援」は、その人を取り囲む関係性の中でどう生きたいかを、その人自身が意識化し、それを言葉や行動で表明し、何かをつかみ取って選んでいくことを支えていくプロセスである。

つまり、図 1-1 に示したように、意思決定支援はいくつかの選択肢の中で選び、決定していくことである。そして、意思表明は選択と決定までの 1 回に存在し、意思決定と意思表明は図のように分別され、連続体として位置づけられる。

意思表明とは、「患者・利用者本人が自分の気持ちや考え（自らの価値観や大切にしていること、気がかり、目標、選好）を熟考し、意識化し、「語り」や「書く」ことで表出すること・表明すること＝他者に伝える、他者に語ること」である。

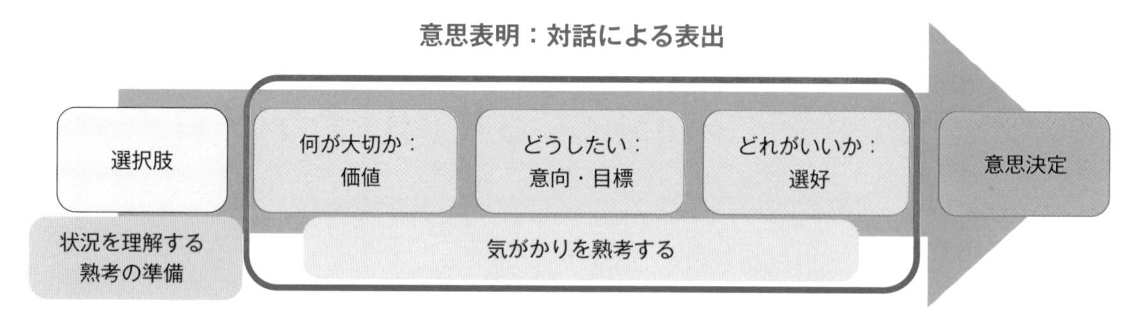

患者·利用者本人が自分の気持ちや考え（自らの価値観や大切にしていること、気がかり、目標、選好）を熟考し、意識化し、「語り」や「書く」ことで表出すること・表明すること＝他者に伝える、他者に語ること

図 1-1　**意思表明とは**

よって意思表明支援は、意思決定のプロセスを「本人の意向」を中心に据えて進めるために必要なプロセスなのである。さらにこの意思表明支援を丁寧にすることで、その人自身が、自分の人生に向き合うことを支えることになるのである。

すなわち意思表明支援は、他者との「対話」によって心が開かれ、わかり合う思いの交流が生じることで安心や心の穏やかさが生まれる。その結果、どうしたいかという新たな選択肢が生まれ、その人の意思が形成され、ケア提供者はその人中心のケアのあり方を見直すことにつながるのである。このような語りによって生じるお互いの気づきによって、相手にとってどうすることが最善なのかを慮るのである。こうしたプロセスが、意思表明支援はケアであるという理由である。意思表明支援は、その人にとって大切なことを他者との対話によって生み出す創造的なケアなのである。

それゆえ、ケア提供者は、その人と一人の人間として向き合いケアリングの姿勢を持つと同時に、専門職としてその人の病状の軌跡を時間軸で捉え、どのように経過してきたか、今後、どのように進行していくのか、時に重症化することを見据えて、個別的な軌跡を描くことが重要である。そしてその人の意思表明支援のタイミングを時間軸でアセスメントし、その人の意向表明について誰と何について話し合うことが必要かを検討し、ケアプランとして立案し、関係者で共有し、計画的に関わることが重要である。

さらに意思表明支援は**図 1-2** のように、本人を囲むすべての関係者同士が対話することで、意思形成➡意思表明➡意思実現へとつながる合意形式のアプローチとして示すことができる。この図におかれた当事者は、本人とケア提供者だけではなく、家族も意思表明支援をすること、またケア提供者同士も互いの考えや判断を伝えながら、意思表明することを示している。さらにケア提供者はチームとして互いを尊重し合いながらこれらの意思表明支援を行い、すべての関係者と合意形成をしていくのである。

このように意思表明支援は単にケア提供者と本人のみならず、本人に関わるすべての関係者が互いに相手の考えに関心を持ち尊重し、本人にとっての最善とは何かを考える支援である。すなわち、認知症の人の意思表明支援は「思いの共有

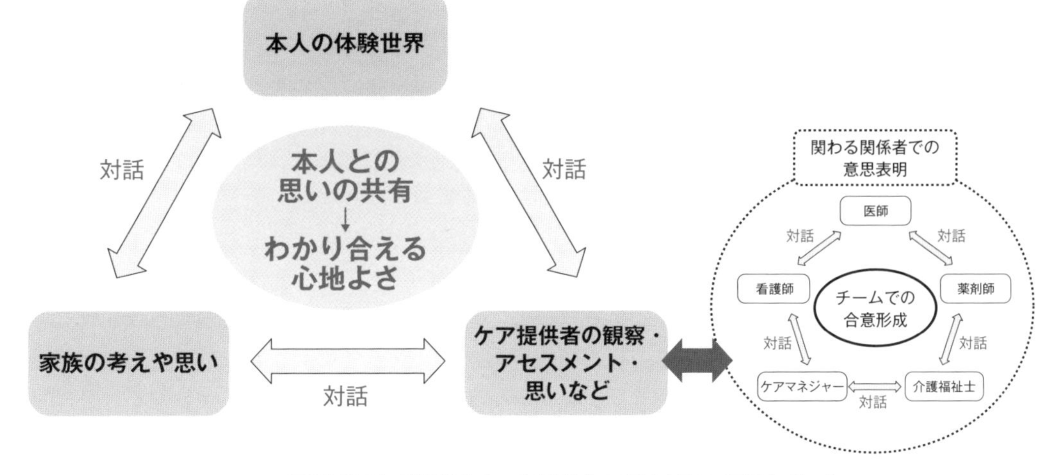

関係者同士が対話する➡意思形成➡意思表明➡意思実現へと
つながる意思表明支援のアプローチ

図1-2　**本人を取り巻くすべての人の意思表明支援**

➡わかり合える心地よさ」を考えていくプロセスにおいて行うケアとしての「対話」なのである。

(2) ケアのプロセスとしての意思表明に向けた対話の意味

通常、「会話」とはお互いの事情をよく知った者同士の気軽で気楽なお喋りのことである。しかし、「対話」とは、お互いのことをよく「知らない」を前提として行う意識的なコミュニケーション[1]であり、他者との言葉のやりとりを通して、相手のことをよく知ろうとすることといえる。つまり、「対話」は他者と交わす新たな情報交換や考え、思いなど、心の交流を意味し、時に他者と自分との異なる価値観の擦り合わせでもある。その意味で「対話」は相手の言葉に込められたメッセージを感じ取り、それを確認し、気持ちのわかり合いを含む共感的理解を伴うものと考えられる。それゆえ、相手を尊重しつつ確かな価値観や人生観を持ってそのコミュニケーションに参画し、相手と向き合っていることが重要となる。そして「対話」には「語り手」「聞き手」という2つの立場が存在し、この2つの立場が交差しながら「対話」は成立する。語り手の「話をする」、聞き手の「話を聴く」のやり取りの相互作用によって心が開かれ、語り手の居場所として他者との社会的つながりを作り、さらには語り手自身が自己理解を促進することにつながるのである。

「対話」の作用について鷲田（1999）は、「聴くことが、ことばを受け止めることが、他者の自己理解の場を劈（ひら）くことになる」[2]と述べている。つまり、他者を支援する専門家としての聴き手は、語り手の自己理解を進めるために、語り手が語りたいことを引き出す役割がある。よって、「対話」が成立するためには、相手の話を「聴く」姿勢や態度が重要であり、「あなたのことが心配です」「あなたのことを知りたいです、教えてください」「そうですね、そうだったのですね」という非言語的なメッセージを聞き手の表情や態度によって伝えることがまず必要である。それが伝わることで語り手は、「話してもいいのだ」「聞いてもらえるかもしれない」と心を開き、語りを始めるのである。そして「聞いてもらう」ことによって、聞いてもらえた感覚、わかってもらった感覚により、受け入れてもらえた喜びやうれしさという温かい感情が生まれ、穏やかな気持ちになるのである。それは自己の存在や自己の価値観を認めてもらえた感覚であり、人間として何よりも尊ばれたという心地よい感覚として生まれるものなのではないかと思う。

このような「対話」により自分のことをわかってもらえる心地よさは、認知症の人も同様である。しかし、認知症だから「言ってもわからない」とケア提供者が壁を作ってしまうとコミュニケーションは途絶えてしまうことになる。認知症の人であってもその世界を生きている唯一無二のかけがえのない存在である。人として存在し、敬意をもって話しかけ、心を通わせることで生まれる他者との心の交流は、紛れもなくその人の現実世界、体験世界を語ることを促し、現状認識や行動の理解につながり、その先にある選択への支援に向けて認知症の人の思いにケア提供者が近づくことになるのである。

3 認知症の病状経過の時期に応じた意思決定支援の特徴

これまで我々は、エンドオブライフケアの概念に基づいた意思決定支援の構造化に向けた研究を進めてきた[3)]。その中から、認知症の意思決定支援の特徴について紹介する[4)]。病状の変化に伴う看護師の意思決定支援の特徴を抽出するため、認知症の病状ステージ分類はFunctional Assessment Staging of Alzheimer's Disease（FAST）1～7に基づく臨床診断3群（FAST1～3：軽度、FAST4：中等度、FAST5～7：重度）を用いた。分析方法は「FASTステージ」ごとに「意思決定支援における看護実践の内容」を整理した。

その結果、認知症患者の意思決定支援の内容を「FASTステージ」と意思決定支援内容の「治療的支援」と「生活支援内容」の2つの軸でマッピングを行い、病状ステージ別の特徴を示した（図1-3）。この図では、病状経過によって意思決定支援の内容が変化することがわかる。右の上に行くほど重症度が増し、「重度」の頃は医療上の選択が主な内容となるが、中央から左下の「中等度から軽度の時」は生活の仕方、日常生活援助に関する選択が多いことが示されている。この図が示すことは、重症度による意思決定内容の変化だけではなく、軽度や中等度の時の生活援助が重度になってもつながれていくということである。病態に応じて看護師が実践している意思決定支援の内容について順に述べる。

（1）軽度における看護師の意思決定支援の特徴

軽度の時期は、看護師は「本人が希望を話しやすいように言葉をかける」ことで本人が自分の考えを表現しやすくなるよう支援していた（表1-2）。

これは本人との十分な話し合いで、その人の思いや考えを引き出す働きかけを

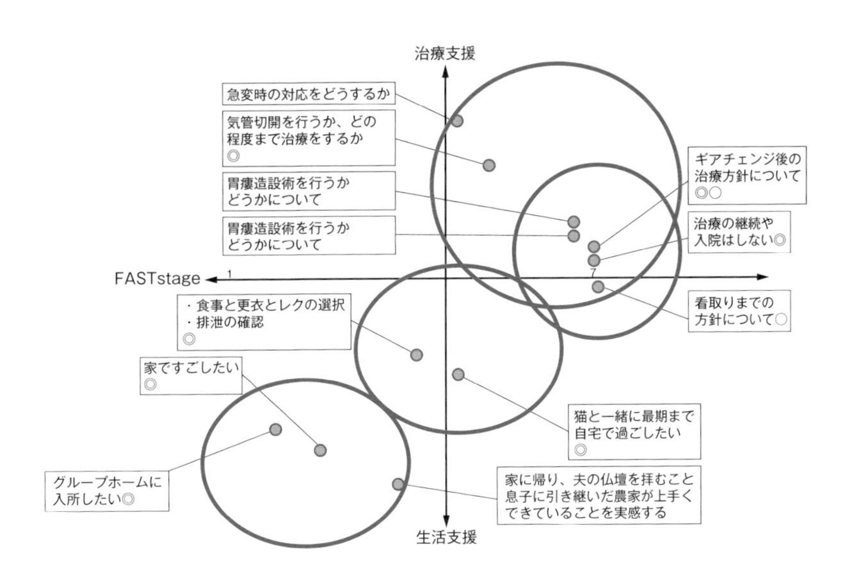

図1-3　認知症の病期経過と意思決定支援内容のプロット

しているのであり、対話がなされていることが想定される。その対話の目的は、その人の将来受けたい医療・ケアの場は何か、それを知りたいというケア提供者の思いである。その人の希望を引き出す意思表明支援が中心にあり、「何度も確認」し、関わるケア提供者にその「本人の希望を代弁し、多職種と連携する」ことで、本人の意向を伝えるという橋渡しをしている。このような実践は、家族にも伝えていくことも重要であろう。

(2) 中等度における看護師の意思決定支援の特徴

中等度の時期では、「食事」「更衣」「排泄」など、日常生活行為に関する支援があり、生活における本人の心地よさを「五感に働きかけて聞く」「本人に意思を何度も確認する」を行いながら、「本人が希望していたことを多職種に代弁する」という本人の意向を職種間で共有できるように支援していた（**表1-2**）。

中等度の時期は、本人の意思表示ができる、または不安定な時期である。そのため、本人の日常生活支援を中心に据え、生活の仕方、好みを確認しながら進めることで、本人と家族を含めた暮らし方の意思表明支援ができると考えられる。このような働きかけで、関わるケア提供者が共有することを促進し、さらに本人と家族の相互作用が肯定的循環となるように、認知症の人の暮らし方への直接的関わりを橋渡ししていくものと考えられる。日常生活が肯定的に受け取られ、一つひとつの日常生活行為を安定して支援できることは、日々の心地よさにつながり、何よりも認知症の人にとって「快」を感じる重要な感覚となると思われる。この積み重ねが認知症の人とケア提供者や家族との関係性を作っていくと考えられ、看護実践として重要なものと考えられた。

表1-2　看護師の病態に応じた意思決定支援の実践

<table>
<tr><th></th><th>サブカテゴリ</th><th>カテゴリ</th><th>対象</th></tr>
<tr><td rowspan="4">軽度</td><td>本人の希望や訴えが話せるように言葉かけをする</td><td>本人が希望を話しやすいように言葉をかける</td><td rowspan="2">本人</td></tr>
<tr><td>本人が将来を考え決めた気持ちに変わりはないか何度も確認する</td><td>本人に意思を何度も確認する</td></tr>
<tr><td>多職種の役割を理解し、適切な社会資源を活用するため多職種と連携する</td><td rowspan="2">本人の希望を代弁し多職種と連携する</td><td rowspan="2">多職種</td></tr>
<tr><td>本人の希望を多職種に話す</td></tr>
<tr><td rowspan="5">中等度</td><td>本人が意思決定すること（飲食や排泄、更衣など）に関心が持てるよう実物を見せたり、環境を配慮して意思決定を求める</td><td>本人に五感に働きかけて聞く</td><td rowspan="2">本人</td></tr>
<tr><td>本人が選択したことが良かったことか、再確認をする</td><td>本人に意思を何度も確認する</td></tr>
<tr><td>本人が過去に話していた希望を多職種に伝える</td><td>本人が希望していたことを多職種に代弁する</td><td rowspan="3">多職種</td></tr>
<tr><td>本人の希望を実現するためにクリニックに往診や地域包括支援センターに訪問を依頼する</td><td rowspan="2">妻の不安を伝え多職種と連携する</td></tr>
<tr><td>本人の希望に対し妻の不安な気持ちを聞き、相談員に不安内容を相談する</td></tr>
<tr><td rowspan="10">重度</td><td>家族が本人の命に関わる代理意思決定への苦悩や揺れ動く気持ちに寄り添い話を聞く</td><td>家族の気持ちに寄り添い話を聞く</td><td rowspan="7">家族</td></tr>
<tr><td>家族が本人の意思を十分に推測できているかというアセスメント視点で、本人にとって何が最善かを一緒に考える</td><td>家族と一緒に考える</td></tr>
<tr><td>本人が表出していた言葉や表情、行動の記録から本人の代弁者として具体的に家族に発言する</td><td rowspan="2">本人が表出していたことを家族に代弁する</td></tr>
<tr><td>本人の生活に影響していた友人に本人の意思を確認し家族に伝える</td></tr>
<tr><td>家族間の思いが食い違わないよう、本人の生活史を回顧しながら話し合うよう機会を設けたり、家族間の連絡をとる</td><td>家族間で回顧しながら話し合えるよう調整する</td></tr>
<tr><td>家族が本人の現状を理解できるよう時間をかけ説明する</td><td rowspan="2">家族が現状を理解できるよう説明する</td></tr>
<tr><td>医師の説明を家族が理解できるよう説明を補足する</td></tr>
<tr><td>多職種間の連携が円滑になるよう情報を伝達し互いに共有する</td><td>多職種に情報を伝達し共有する</td><td rowspan="3">多職種</td></tr>
<tr><td>多職種カンファレンスで話し合い、ケア方針や生死観の認識を統一する</td><td>多職種で検討し認識を統一する</td></tr>
<tr><td>多職種が本人に合ったケアを実践できるよう教育する</td><td>多職種に教育をする</td></tr>
</table>

（3）重度における看護師の意思決定支援の特徴

病状が重度になると病状の不安定さよりもむしろ経口摂取困難状態となり、本人の生命の危機に直面する。そのため看護師は「家族の気持ちに寄り添い話を聞く」「家族と一緒に考える」ことをしながら、「本人が表出していたことを家族に代弁する」ことや、意思表示できない本人の気持ちや考えを「家族間で回顧しながら話し合えるよう調整する」ことで、本人にとっての最善について家族が考えられるようにするという家族ケアを中心に据えていたと考えられる（表 1-2）。

重度になればなるほど治療方針や医療処置の選択が中心になるが（図 1-3）、病状の初期や中期の関わりの積み重ねから捉えられた「本人が大切にしていること」「その人らしさ」を基盤にしながら、本人の意向を尊重するケアの選択につながると考えられた。同時に、関わりの積み重ねによって認知症の人とともに生きた家族が「本人が望むケアは何か」という当事者性を持つことにつながり、家族による代理意思決定をする上での葛藤を軽減することにつながると考えられる。さらにケア提供者は、家族とともにケアのチームの一員として伴走してきたからこそ家族の代理意思決定を支えることにつながり、その人らしい最期のために生活支援と治療支援の統合を専門職チームで合意することができるよう家族と専門職との調整を行い、チームで合意形成できるよう働きかけていることが示された。

4 エンドオブライフケアの概念に基づく意思表明支援の重要性

このように病状のステージや病状経過により特徴が示されたことから、認知症の人とその家族をどのように支え、「その人らしい生き方」を最期までどのように支えるかについては、病状のステージの同定すなわち病状のアセスメントが重要であり、それを生活への影響とともに考えていくことである。それは、

①認知症の原因疾患と重症度を知ること
②健康障害が及ぼす影響と認知機能をアセスメントすること
③認知機能障害が日常生活に及ぼす影響を考えること
④ 24 時間の連続した生活時間の中で詳細な観察から個別的な症状パターン把握すること

これらの客観的なアセスメントを土台として、意図的な対話、ケアリングの対話によって

⑤本人の言葉を引き出し、本人の体験世界から情報を得ること

が重要である。

保健・医療の専門職は疾患理解や症状に対する対症療法、薬物療法を基本的に理解することは重要である。しかし、その一方でその人は生活者であることを忘れてはならない。その人の置かれた状況やともに生きてきた人々との関係性など、人的、物理的環境との相互作用を捉え直していくことが重要である。ケア提供者は、認知症の人や家族を「よく見る」「よく聞く」、その上で「把握する」「予測する」

「共有する」ことが重要となる。

エンドオブライフケアの概念を基盤にするということは、認知症の人の疾患と生活、すなわち生活と医療を統合してその人を中心に考えること、そしてその人の時間的連続性を捉えて、今どうすべきかを考えることである。これまでどのように病いとともに暮らしてきたのか、そしてこれからどうなっていくのかを見据え、人生という時間軸で捉えることである。それゆえ、認知症の病状経過の中で、とりわけ生活支援による心地よさを「対話」による意思表明支援によって得られた認知症の人の反応から、家族とケア提供者が学びながら、心を通わせ合うことで、「本人との思いの共有➡わかり合える心地よさ」を創り出すケアとなることと考えられる。

（長江弘子）

● 引用文献

1）平田オリザ：対話のレッスン．講談社；2015．p.112.
2）鷲田清一：「聴く」ことの力—臨床哲学試論。阪急コミュニケーションズ；1999．p.99.
3）長江弘子編著：エンドオブライフケアにおける意思決定支援．第2章4項、看護師の意思決定支援：文献に見る現状と課題．看護技術．2016；62（12）．p53 - 80.
4）岩城典子：看護師の意思決定支援：文献に見る現状と課題．①認知症患者の意思決定支援の特徴．看護技術．2016；62（12）．p53-58.

第2章

心地よさを引き出すための対話に求められること

1 認知症の人とケア提供者との対話の重要性

ケア提供者は認知症ケアと聞くだけで、大変、困難、負担、難しいなどの印象を持ちやすい。そして、そのことが、認知症の行動と心理症状（behavioral and psychological symptoms of dementia；BPSD）への対応やコミュニケーション障害へのケアの困難さ[1, 2]として報告されている。

認知症は、脳の器質的障害の部位によって出現する症状はさまざまであり、その症状の一つとして表出される行為・行動の背後には、認知症の人個人が獲得してきた経験や今ある環境、思いなどが複雑に混在する[3]。そのことがその人個人を捉えにくくし、私たちが当たり前のように行っている日常的なケアでさえも困難さとして感じてしまう[4]のである。「困難」と感じたままケアを行うことでその思いが認知症の人に伝わり、不安をもたらし、暴力や暴言という行為に至ることもある。そのような関わりが続くことは、ケア提供者と認知症の人との関係性をも育めない状況に陥りかねない。

本稿では、認知症の人とのコミュニケーションの方法に着目し、認知症の人のケアのポイントを述べたい。それは、ケア提供者が認知症の人の置かれている状況を認知症の人の目線で考え、現実をどのように認識しているのか、なぜそのように認識するのかの背景を理解するために重要であると考える。すなわち、認知症の人とのコミュニケーションはケア提供者にとってアセスメントの基盤であり、その人らしさを知る手がかりとなり、認知症の人の意思表明を促し、認知症の人との関係性にも役立つと考える。

このように認知症の人とのコミュニケーションを「対話」と置き換えることで、私たちケア提供者のケアの困難さや不安を軽減するとともに、認知症の人にとっても安心・安楽をもたらし、穏やかに過ごす心地よさをもたらす新たな認知症ケアのアプローチとして考えることができるのである。

1 認知症の人との対話

ここでは、ケア提供者として認知症の人との対話を円滑にし、本人の思いをくみ取るケアを実践するために心がけたいことについて述べる。認知症の人との対話の中には、次へのケアへつなげられるその人の思いが多く見え隠れしている。その思いが何かを知るためにも、認知症の人と多く対話を行うことがその人を理解することにもつながっていくのだと考える。

(1) ケア提供者が認知症の人に心を開いて対話する

私たちが認知症の人と関わる時、常に自分は安全で安心な存在であることを示すことが必要である。視線を合わせる、うなずく、笑顔を見せるなど一般的に言われているコミュニケーション手法を含め、自分がその人にとってどのような存在であるのか、今からどのようなことを行いたいと考えているのかなど、ケア提供者自身がどうしたいのかを伝え、示していくことが大切である。

「本人は理解していないから」「本人に伝えても反応がないから」などと認知症の人に対して、通じないと諦めてしまうことや声かけの必要性がないと感じてしまうことがある。このようなケア提供者の気持ちは自然と態度や表情に現れ、その気持ちが認知症の人に伝わり、認知症の人もケア提供者に警戒心を抱き、受け入れなくなるという、相互に壁や距離ができてしまう可能性がある。認知症の人も対話を通して、安心な相手なのか、安全な状況を提供してくれる相手なのかを見極めているのである。まずは、ケア提供者が認知症の人に対し心を開き、相手をよく知ろうという思いやりの気持ちを持って声をかけることで、認知症の人も心を開きやすくなるのだと考える。

(2) ケア提供者として相手に関心を持ち、身体言語から思いをくみ取る

私たちは、普段知らない人と知り合いになろうとする時、相手の言葉を聞き、相手の表情や態度を見ながら、どんな人だろうかと対話を通して相手への理解を深めていく。しかし、認知症の人と対話をする時には、言葉を通じてだけでは思いや考えが受け取りにくいため、ケア提供者は相手が何を思っているのか、考えているのかわからないという不安が生じやすい。そのため、ケア提供者は認知症の人との対話では、言葉からだけではなくその人が示す表情や姿勢、行為などの些細な応答をしっかりと観察し、その行為の持つ意味を推測し、言葉の背景にある思いをくみ取るように心がけ、対話をしていくことが必要なのだと考える。

筆者らは、療養施設において、ケアスタッフが認知症高齢者へ行う誘導場面に着目し、効果的な入浴誘導についての調査[5]を行った。それは、スタッフが認知症高齢者へ入浴のケアを行うために声をかけて浴室へ行くところまでを録画し、誘導方法について検討した調査である。その中でケアスタッフと認知症高齢者の対話に着目すると、ケアの承諾を得るための入浴誘導一つとってもケアスタッフは「入浴へ行きましょう」という声かけを行った時にも、認知症高齢者からの非言語的な応答で同意または拒否などを感覚的に受け取っていたことがわ

かった。その同意の際に示された認知症高齢者の応答は、「目がキラッとした」「意思表示する前に手を握った」「視線が合った」などであった。

また、湯浅らが重度認知症高齢者を対象に、身体的な感覚からの心地よさの指標を検討した調査[6]でも、重度の認知症であっても日常的生活援助の中で笑顔や目に輝きがある、怒りの表情など身体的な応答があることが示された。

これらの結果は、ケア提供者が認知症高齢者に関心を持って観察し関わっているからこそ得られる情報である。認知症ケアにおける重要概念であるパーソンセンタードケアは、認知症の人から示される「表情、身振り、姿勢、近接さなどの身体言語であり、これはかなり確実に情緒や感情を伝達でき、文化の違いを超えた普遍性に近いものである」[7]と述べられている。認知症の人に対して、関心を持ってその人を観察することが大切である。認知症の人が示す身体言語が何を意味しているのかが推測でき、認知症のその人の思いをくみ取るための情報として有用となり、本人の意思を尊重する「その人らしい」ケアとして考えられることができるのだと思う。だからこそ、より認知症の人からの身体的な応答を見逃さずに受け取っていくことが必要なのである。

(3) 認知症の人の興味・関心に合わせた話題を提供する

認知症の人へケアを提供する時には、本人が興味・関心を示すような対話を心がけることが必要である。初めて会った認知症の人との会話においても、「今」何に関心があるのかという視点を持ち、観察し推測しながら、言葉を選んだ対話をすることで、関心が一致した時に、認知症の人はケア提供者と気持ちが通じたという感覚を得るのだと思う。また、普段なじみの関係であっても、「おはよう」「こんにちは」という挨拶の仕方だけでも、その相手が普段からお天気のことを気にかけている人だからお天気のことを話そうとか、聞こえにくいので近くで話すように心がけようなどと本人の特徴や好みや習慣などを取り入れてみる。その人の好みに合った声かけを行うことで、認知症の人も相手に対し「この人、私のことをわかってくれそう」と関心を示し、その言葉を聴く準備ができるのだと思う。

このように、本人の特徴「その人らしさ」を理解しようとし、相手のことをよく知ろうとする言葉のやり取り、つまり「対話」をすることは、認知症の人が心を開き、その後の対話を発展させるためにも必要なのだと思う。

2 認知症の人に寄り添いながら、よりよいケアを行うために

ここでは、ケア提供者として持つべき知識・態度など、よりよいケアにつなげていくために重要なケアの視点について述べる。これらの視点は、私たちケア提供者が認知症の人の体験世界を理解することを促し、専門職として認知症の人の不安や混乱を軽減することに役立つものと考える。

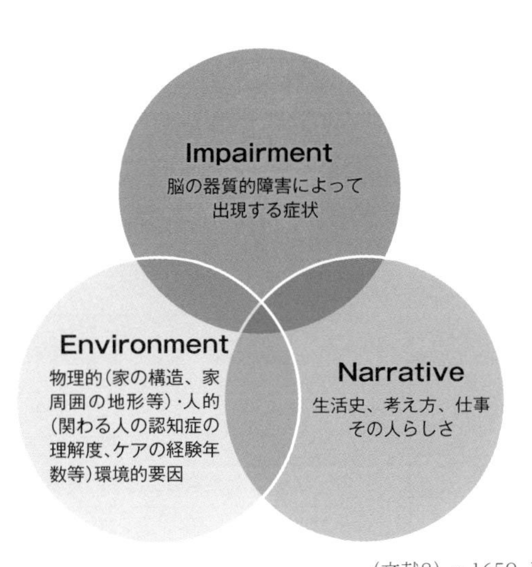

(文献8) p.1659.より引用)

図2-1　認知症理解の図式
Impairmentやnarrativeがそのときの状況や環境と関連しながら症候は出現する

(1) 認知症の疾患分類による病態を理解する

認知症は主に４つの型「アルツハイマー型認知症」「血管性認知症」「レビー小体型認知症」「前頭側頭葉変性症」に分類される（第１章１節・２頁）。その病態分類によって、認知症として示される症状は異なる。しかし、認知症は疾患による症状だけが表出されるものではなく、impairment（疾患）や narrative（個性）が言動や行動として、そのときの状況や環境と関連しながら出現される[8]ため、より複雑であり捉えにくくなるのだと考える。(図2-1)

そのため、よりよいケアを提供できるようになるためにも認知症の病態の知識を持ち、その知識をふまえた観察が行えるように備えておく必要がある。認知症の人から表出される言動はどのような障害から生じているのか、環境が要因なのか、本人の特性からくるものなのか、認知症の疾患を理解することによって、今、生じている状況の理解が深まり、認知症の人の思いに寄り添うケアにつなげていくためのヒントになると思う。

(2) 個別性をふまえた意思形成、意思表明、意思実現のための環境を整える

「認知症の人の日常生活・社会生活における意思決定支援ガイドライン」（2018年・厚生労働省）[9]では「日常生活・社会生活等における意思決定のプロセス」（図2-2）が示された。日常生活行為の一つひとつにおいても意思形成から意思表明、意思実現（ケアの実施）まで、意思決定のプロセスが必要であり、このプロセスの前提条件として人的・物的環境の整備を行うことの必要性が示されている。この人的・物的環境の整備とは、「意思決定支援者の態度」「意思決定支援者との信頼関係と立ち会う人との関係性の配慮」「意思決定支援と環境」の３点である。これらの環境を整備することは、その意思決定のプロセスを推進し、より本人の意思形成・意思表明に沿った意思実現を可能にするのだと考える。そして、この

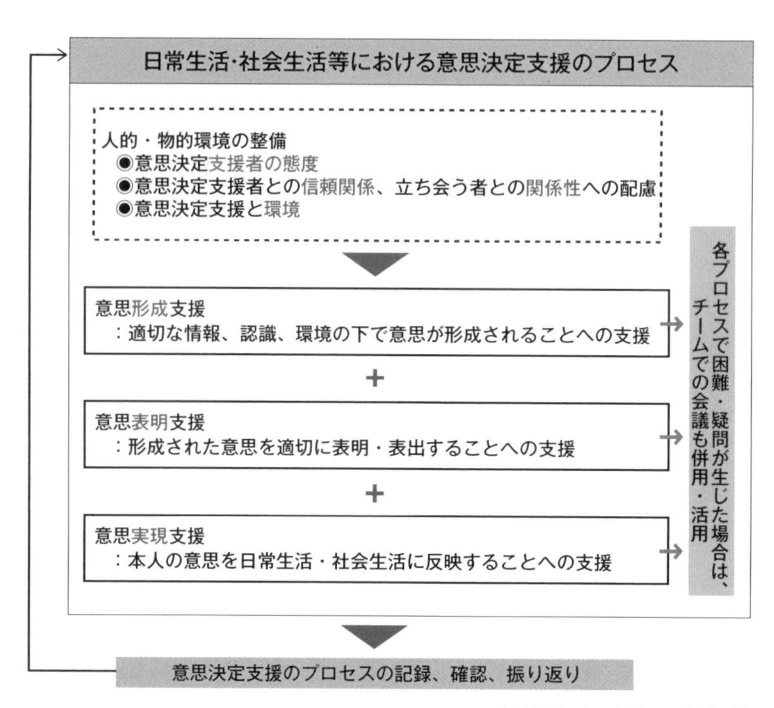

（文献9）より引用、一部改変）

図2-2　認知症の人の意思決定支援のプロセス

意思決定支援のプロセスの日々のくり返しと蓄積が、その人自身の生き方やその人らしさの理解につながり、将来、病状が進行し意思判断能力を失ってしまう状態となっても意思の推定に役立つものとなると考えられる。

◆ 認知症の人の好みや価値を理解してケアに活かすケア提供者の態度：意思決定支援の人的環境としてあるべき態度（人的環境）

意思決定支援のプロセスの人的環境においては、個人の特性を理解しその人の好みや習慣、行動パターンに合ったケア方法の提案をすることが大切である。筆者らが行った入浴誘導についての調査[5)]では、個人の特性をふまえた関わりの内容が示された。たとえば、ケアスタッフが認知症高齢者の入浴誘導するために把握していた内容としては、今までの入浴誘導時の様子、家族などから得た高齢者の入浴に対するくせ・行動パターン・入浴に対する認識などであった。また、昨夜からの申し送りや数日間の排便の状況、その日の朝食の様子、入浴までになじみの場所にいたかどうか、徘徊をしていたかどうか、他のスタッフや同居者とのやり取りの状況なども把握していた。このような情報から、その人自身の好みや大切にしていること（価値）、身体症状の有無などをふまえた上で、認知症の人に声をかけるタイミングや話かけ方などを工夫しながら関わっていた。

このように認知症の人の普段の生活行動やその日の様子や好み、価値を知ることによって、認知症の人を尊重したその日の支援の言葉かけや関わり方の工夫をしながら、認知症の人が安心してケアを受けられる環境が提供されていたのではないかと思う。認知症の人にとって、毎日の日常生活行為を苦痛なく安楽に遂行できた時、日常生活の基盤が満たされ、それが本人の「心地よさ（快）」につながり、その快が蓄積されることで穏やかな生活を送ることにつながると考える。

◆ 日常生活の安心・安全の提供とケア提供者同士のつながりが意思表明の環境を作る（物的環境）

認知症は、認知機能の低下によって見当識障害が生じやすく、現在の日時や場所、周囲の状況や人物などを正しく認識できない[3)]ことが多くみられる。認知症の人は、認知機能の低下によって、入院・入所などによる新しい環境や、ケア提供者の交代、過度の刺激や逆に刺激が乏しい場合、明るさやリラックスできない環境、気温など[3)]の物的環境に大きく影響を受ける。このような環境が、認知症の人に緊張を与え不安や不穏、興奮を引き起こす可能性がある。このような状況下では、ケア提供者が日常生活援助を提供しようとしても、どうしたいという意思表明やケアに同意を得ることは難しい。そのため、個人の特性に合わせた場所の検討や少しでもリラックスできるような対話の工夫が必要なのである。

認知症高齢者の意思表明に向けた環境作りについては、先ほど述べた入浴の調査[5)]でも、ケアスタッフは認知症高齢者がリラックスできるよう、ケア中に歌が好きな人には一緒に好きな歌を歌ったり、食べ物が好きな人にはお昼ご飯についての話やお風呂の道具などを見せてイメージできるように浴室まで行くなど、これから行うことを視覚的にわかるように示したり、ケアが維持できるように楽しくて穏やかになるようなコミュニケーションなどの工夫を行っていた。このような関わりが、ケア提供者との相互作用の中で安心してケアを受ける環境作りとなるのではないかと思う。

このように安心して日常生活のケアを受け入れられるように場を含めた環境を整えていく日々の蓄積が、認知症の人とケア提供者の関係を作り、心を穏やかにし、日々の心地よさにつながっていく大切なケア環境なのだと思う。さらに、日々の提供するケアを別のケア提供者が行っても同じような関わりが行えるよう、新しい情報やケア方法などを共有し日々の日常生活援助に取り入れていくことが重要である。そのためには、ケア提供者ひとり一人が認知症の人と向き合い、その様子をチームで共有し、新たなケア方法を構築していくことがよりその人らしいケアとなり、心地よいケアの提供に近づけるのではないかと考える。

(3) 安心・安全な生活・環境を整えるためのアセスメントを絶えず行う

認知症の人にとって安心・安全な生活・環境とは、本人が自分らしく生活できることである。自分らしい生活を、維持していけるように、その人を取り巻く家族・ケア提供者を含む関係者が環境を整えていくことが必要なのである。

しかし、認知症の人を理解する時に、何に視点をおき、どんな目的を持って関わったらよいのか、このケアが認知症の人に取って最善のケアといえるのだろうかと立ち止まることがある。そのような時に、その人の心地よさをアセスメントする視点として認知症の人のケアマネジメントとして示されているセンター方式[10)]の「5つの視点」（表 2-1）が役立つのではないかと思う。

センター方式では、5つの視点を持つことで、アセスメントの際の「気づき」を高め、個別的なものにしていき、ケアの可能性を導き出すためのものとしてい

表2-1　共通の5つの視点

1	その人らしいあり方
2	その人の安心・快
3	暮らしの中での心身の力の発揮
4	その人にとっての安全・健やかさ
5	なじみの暮らしの継続（環境・関係・生活）

（文献10）p.14.より引用）

る。自分らしく尊厳を持ち、安心した生活ができ、少しでも長く今の状況を維持しながら穏やかに過ごしているかをアセスメントするための視点を示しているのだと考える。ケア提供者自身が、今行っているケアが認知症の人にとって最善なのだろうかと迷う状況が生じた際には、評価指標としても活用できると思う。この「5つの視点」を踏まえて、認知症の人のケアの目標を設定し、その視点を見据えながら実践を評価していくことが、その人の心地よさを評価することにもつながっていくのだと思う。そして、このような視点を活用することで、認知症の人にとって安心・安全な生活・環境として物的環境と人的環境、ケア方法を整えることにつながると考える。（高 紋子）

● 引用文献

1）小木曽加奈子，阿部隆春，平澤泰子：介護職員が認識する介護老人保健施設における高齢者ケアの課題．岐阜医療科学大学紀要．2011；5：21-29.

2）千田睦美，水野敏子：認知症高齢者を看護する看護師が感じる困難の分析． 岩手県立大学看護学部紀要． 2014；16：11-16.

3）中島健二， 下濱俊，他：認知症ハンドブック：第2版．医学書院；2020．p.83-84，284，304-305.

4）吉武亜紀，福岡欣治：一般病院において認知症高齢者をケアする看護師の困難感に関する文献検討．川崎医療福祉学会誌．2017；26(2)：274-283.

5）高紋子：認知症高齢者への効果的な入浴誘導の特徴：録画とインタビューによる質的研究．日本高齢者虐待防止研究学会誌．2016；12(1)：27-38.

6）湯浅美千代：重度認知症高齢患者に対するケアの効果を把握する指標の開発（第1報）：心地よさ“comfort”の概念をとりいれた指標の事例適用．千葉看護学会誌．2007；13(2)：80-88.

7）トム・キットウッド（高橋誠一訳）：認知症のパーソンセンタードケア：新しいケアの文化へ．筒井書房；2005．p.125.

8）小川敬之：認知症の最新知識と作業療法：認知症に対する作業療法の視点，作業療法ジャーナル．2012；46(13)：1657-1661.

9）厚生労働省：認知症の人の日常生活・社会生活における意思決定支援ガイドライン．2018．厚生労働省ホームページより．<https://www.mhlw.go.jp/file/06-Seisakujouhou-12300000-Roukenkyoku/0000212396.pdf>

10）認知症介護・研修東京センター，他編：認知症の人のためのケアマネジメント：センター方式の使い方・活かし方：四訂．中央法規出版；2019．p.2-6.

2 認知症の人を家族とともに支えるために：家族との対話をもつ意味

認知症の人の家族は、認知症の人を支えていく重要なメンバーの一員であると同時に、ケアの対象者であるという二つの側面をもつ。認知症の人と家族は相互作用があり、家族が否定的な心理状態であると、認知症の人の心も連動し、落ち着かず、否定的な状態になりがちであり[1)]、認知症の人が穏やかにその人らしく暮らし続けるためには、日々の心地よいケアの積み重ねとともに、家族のQOLを維持していくことは欠かせない。認知症の人を家族とともに支え、またその家族を支えていくために、家族との対話は重要な役割をもつ。本節では、認知症の人の家族との対話のもつ意味について考えていきたい。

1 自分の家族が認知症になる経験とは

家族にとって、自分の家族が認知症になることはどのような体験なのであろうか。認知症の人は、認知症の症状の進行によって、さまざまな喪失を体験する。時間や場所がわからなくなる、担っていた社会的な役割の縮小や喪失、今まで行っていた身の回りのことができなくなる、家族や知人の顔がわからなくなるなど、それらは自分の誇りなど自己のイメージやどのように生きたいかという目標の喪失にもつながっていく。認知症の人にとって喪失は非常につらい体験であり、悲嘆を伴う体験である。

それらの喪失体験は、認知症の人だけに生じるのではない。認知症の人を見守り、介護する家族もまたさまざまな喪失を体験している。認知症をもつ人の家族が体験する喪失は「あいまいな喪失」の体験ともいわれている。あいまいな喪失（Ambiguous Loss）とは、「はっきりしないまま残り、解決することも、決着をみることも不可能な喪失体験」と定義される[2)]。あいまいな喪失には、2つのタイプがある（**表2-1**）とされるが、認知症の人の家族の場合、そのうちの1つの、「その人は身体的にはそこにまだ存在しているが、心や記憶の状態やその人との

表2-1　あいまいな喪失

	定義	例
タイプ1 さよならのない別れ	身体的には存在していないが、心理的には存在している状態	行方不明者（自然災害、飛行機事故、遭難など）、拉致被害者　など
タイプ2 別れのないさよなら	身体的には存在しているが、心理的には存在していない状態	認知症、頭部外傷、その他の類似疾患、昏睡、意識不明　など

（文献2）および文献3）<p365，図1>を参考に作成）

関係性が以前とは変わってしまい､心理的にいなくなったように感じる喪失体験」にあてはまる[2)]。

廣瀬・生田（2010）は、家族が認知症になることで生じる喪失について、今までの認知症になる前の家族との生活の中で培われてきたこれまでの姿が変わっていくことや、体験を共有できなくなることによって生じる【患者の大切な特性の喪失】と、介護者自身の自分の時間や社会生活の喪失など【介護者の大切なものの喪失】が生じる[4)]と述べている。大切な人が認知症の進行に伴い、さまざまなことを喪失し、やがては家族の顔もわからなくなっていくことを目の当たりにすることは、家族にとっても非常につらい体験なのである。

2 家族との対話がもつ意味

（1）ケアの対象としての家族との対話の意味

認知症は認知機能が進行性に低下していくことから、認知症の人だけでなく、家族の生活にも大きな影響を及ぼしていく。

家族は認知症の人の中核症状によるコミュニケーションの難しさや、行動・心理症状への対応などで気が休まらず、対応の難しさを感じることが多く、心身の疲弊を生じやすいことなどが指摘されている[5)]。認知症の人の、これまでのその人のイメージと異なる相手の反応に戸惑いを感じたり、認知症の人の言動に対して、認知症による症状とわかっていても、つい怒ってしまったり、そのような認知症の人に対する自分の対応への自責の念などを抱えてしまうこともある｡また､今後の不安など、さまざまな思いを抱えながら、日々の介護に取り組んでいる。しかし、その思いは必ずしもネガティブなものだけではない。その人のことを大切に思っている思いや、その人と過ごす中で生じるちょっとした楽しさを感じることや、介護の達成感など肯定的な側面を感じている場合もある。介護が家族にもたらす影響は、否定的な面と肯定的な面の両義性をもっているのである[6)]。私たちは先入観をもってその思いを推測するのではなく、家族の話をしっかりと聴いて、家族の思いを引き出し、捉えていくことが大切なのではないだろうか。

家族がその思いを「語る」こと、また、しっかりとその思いを「聴いてもらえる」対話の体験は、家族へのケアの重要な要素である。誰かに「語る」ことは、自分の悩みをいったん外に出すことで、自分の気持ちを客観的に捉えられ、言葉を通して整理され、その出来事を意味づける[7)]とされる。家族が心の内にある認知症の人や介護に対する思いを言葉として外に出すことで、感情が解放され、癒しとなり、言葉を通して自分の複雑な気持ちを整理していくことで、家族がまた認知症の人と向き合い、支えていくことへの力をもつことにもつながるのではないだろうか。時に、認知症の人の家族は生活のほとんどを認知症の人の介護に占められ、社会とのつながりが希薄となり、相談する場所がなく孤独を感じている場合がある。他者に「語る」機会があることは、認知症に対する理解や認知症の人への対応の仕方の相談の場となり、家族が社会とつながることにもなり得るだろう[7)]。また、語りの中で、家族が認知症の人のその人と生きた時や生活を一緒に振り返ることは、その人の行動の意味を捉えていく手助けとなり、見えにくくなっていたその人らしさを再認識することにつながっていくのではないかと考える。

大切な人が認知症となり、その人が変わっていってしまうのを受け入れていくことは容易ではない。しかし、誰かが側にいて話を聴いてくれる、一緒に揺れてくれる、介護者でない自分をみてくれる人が存在することは、家族の支えとなるのではないだろうか。ケア提供者としてそのような存在となるためには、無理に家族の思いを聞き出すのではなく、私たちはその人のことを知らないという前提に立って、その人に関心を寄せ「話を聴く」姿勢を持つことが重要となるのではないかと考える。また、ケア提供者のような専門職だけでなく家族会などのピアサポートも、同じ認知症の人の家族同士の対話によって気持ちを分ち合う場となるであろう。

（2）対話によって得られた困りごとや不安への支援

ケア提供者は家族との対話によって語られた困りごとや不安に対して、それらが解決、あるいは緩和できるようにチームで家族への支援を行っていく。特に、認知症と診断された時期は、認知症の人だけでなく、家族も診断についての衝撃を受けていることが考えられる。家族の疾患の受け止めを配慮しながら、認知症の病態やその人に生じている症状についての説明、対応方法など必要な情報を提供し、認知症を正しく理解してもらうことが大切である。

また､症状の進行によって､その時々で家族の困りごとや不安は変化していく。初期から中期では、認知機能障害（中核症状）や行動・心理症状（周辺症状）による認知症の人の言動や対応に戸惑うことが多い。また先の見通しがつかず、不安を感じている家族もいる。ケア提供者は症状の進行によって予測されることへの対応について、前もって家族に伝えておくことも必要である。家族は、認知症による症状や日常生活の介助などで、目前の対応で精いっぱいとなり、家族自身の生活自体も脅かされている場合がある。このような状態の際には、認知症の人の微細なサインをキャッチし、認知症の人の持てる力に着目するのが難しいことが多い。介護における家族の困りごとや不安を軽減できるように支援を行い、家族自身の健康状態に留意し家族自体が健康でいられるように、身の負担を軽減していくことが重要である。さらにケア提供者が捉えた本人の微細なサインや、持てる力を家族と共有し、その人の行動の意味など本人の思いの代弁を行い、本人の思いと家族の思いの橋渡しをしていくことも大切である。

重度になると反応が少なくなり、身体機能が低下し合併症を併発しやすくなる。家族の介護量は多くなり、療養の場や延命治療について悩むことが多い。家族の心身両面の体調に配慮するとともに、家族が今の状態について、また今後についてどのような思いをもっているかを引き出し、確認しながら、認知症の人との暮らしについて一緒に考えていくことが重要である。

3 認知症の人を支えるチームの一員としての家族との対話の意味

家族はその人とともに歩んできた生活や歴史を知る人であり、本人を理解するために重要な存在である。家族との対話を通して、その人がどのような生活や人生を送ってきたのか、何を大切にしているのか知ることで、認知症の人の思いを知る手がかりとなる。それらの手がかりを基にさまざまなアプローチを考えることができる。

特に認知症の人とかかわり始めの時期や、急性期病院などのその人の生活の場ではない療養の場においては、その人を知るヒントが少ない。また、本人自身も環境の変化による混乱などを生じる場合もあり、その人を理解するために本人から表出されるサインに加え、家族の語りから得られる情報はその人らしさを知る重要な情報となり得る。認知症の人や家族との対話から得られたその人らしさのピースや、その人を取り巻く環境や行動などの観察をもとに、その人が大切にしたいことや、どのような生活を望んでいるかということを査定し、それらをふまえたケアを、家族を含んだチームで一緒に考えていく。それらを一つひとつその人の反応をみながら丁寧に行っていくことが、認知症の人にとって心地よいケアの実現につながっていくのではないだろうか。

4 認知症の人の意思決定を支える家族の役割

家族は認知症の人の意思決定に関与する重要な立場であり、認知症の人の意思決定を直接的に支援するメンバーである。特に在宅では、介護サービスの利用などの時間以外は、認知症の人とともに生活をしている家族は意思決定を支える中心的な役割を担っており、意思決定支援のプロセスである人的･物的環境の整備、意思形成・表明・実現[8]のいずれにも関わっていく。

認知症の症状が進行して本人が意思を伝えることが難しくなっていくと、家族が代理意思決定者として治療や療養においての重要な決定をしていく場面が増えていく。決定が本人の思いかどうか不確かな場合、重大な決定ほど家族は困難感や苦悩、重責を感じていることが多い[9]。また、代理意思決定をする家族は、認知症の人の代弁者としてと、家族自身の願いの二つの側面から考えていかなければならず、葛藤を生じることもある[10]。時に利害関係が表面化し、家族自身が本人の希望や意向に対し当事者性を持てない場合もある。ケア提供者は家族が本人への最善のケアを考えていけるように家族がともに生きてきた認知症の人、すなわち本人の意思を過去･現在･未来の時間軸で振り返り、「本人の意思の３本柱」で気持ちを整理していくことは、本人の意思を捉えるために有効である[11]。特に、本人の意思の表出が難しい場合、家族とその人と生きてきた時を一緒に振り返ることで、本人が何を大切にして今に至っているのか、家族が本人にとっての最善は何か考える機会となり得るのではないだろうか。合わせて、家族の意向、医療者・ケア提供者の判断をふまえて、本人・家族・ケアチームの間で合意形成をしていくプロセスが大切である[11]。そこにも対話が重要な役割を果たしているといえよう。

認知症の人と家族との関わりが始まった時から、その都度、その都度、対話を重ね、認知症の人の意思をくみ取り、本人・家族と合意形成をしながら、日々のケアを積み上げていくことが、心地よいケアの実現とともに、家族の介護をやりきったという思いにつながっていくのではないかと考える。

5 家族との対話の基盤となるもの

これらの対話を行っていくためには、認知症の人、家族にとってケア提供者が安心の場となることが重要である。「対話」は聞き手の態度にゆだねられ、聞き手によって話し手の心が開かれると言われている[7]。対話を進めていくためには、認知症の人や家族を知らないという前提に立って関心を寄せ、相手を知ることから始める。認知症の人や家族の話を否定しないことや、ケア支援者の考えを押しつけないこと、またそれぞれの家族には踏み込んでほしくない領域があることをわきまえて接していくという、誠実に認知症の人、家族と向き合い、聴く姿勢があってこそ対話が成り立つことを忘れてはならない。

また、「認知症の人の日常生活・社会生活における意思決定支援プロセス」の前提ともなっている「聴く」姿勢は、意思の形成や表明を促進していく上で重要な環境要因[8]であり、認知症の人と家族との関係性構築に欠かせないものなのである（**2- 1図・参照**）。

（岩﨑孝子）

●引用文献

1）結城千晶著，福島喜代子編著：事例で学ぶ認知症の人の家族支援：認知行動療法を用いた支援プログラムの展開．中央法規；2017．p.100.

2）ポーリン・ボス（中島聡美，石井千賀子：監訳）：あいまいな喪失とトラウマからの回復：家族とコミュニティのレジリエンス．誠信書房；2015．p.11-13.

3）瀬藤乃理子：「あいまいな喪失」という概念とそれに対するケア．訪問看護と介護，2020；25(5)：364-369.

4）廣瀬春次，生田奈美可：在宅の認知症患者を介護する家族の予期悲嘆とその関連要因の質的研究．日本看護研究学会雑誌．2010；33(1)：45-56.

5）中島紀惠子：家族介護の"内実"を知る．第3章　家族介護の理解と看護職とのパートナーシップ．In.中島紀惠子編：認知症の人びとの看護：第3版．医歯薬出版；2017．p30-32.

6）広瀬美千代：家族介護者のアンビバレントな世界：エビデンスとナラティブからのアプローチ．ミネルヴァ書房；2010．p.172-178.

7）足立智孝：エンドオブライフにむけた意思表明を支援する実践セミナーベーシックレベル資料．私たちが「語り」「聴く」意味，2021．p.3-11.

8）厚生労働省：認知症の人の日常生活・社会生活における意思決定支援ガイドライン．平成30年3月．2018．厚生労働省ホームページより．< 0000212396.pdf (mhlw.go.jp)>

9）牧野公美子，杉澤秀博，白柳聡美，他：日本における高齢者の終末期医療に関する家族による代理決定についての文献レビュー．老年看護学．2018；23(1)：65-74.

10）吉岡佐和子：第8章　認知症の家族ケア．C．代理意思決定支援，In.平原佐斗司，桑田美代子編集：

認知症の緩和ケア．南山堂；2019. p.40-43.
11）西川満則：本人の意思を尊重する意思決定支援：事例で学ぶアドバンス・ケア・プランニング．In：西川満則，長江弘子編集．南山堂；2016．p40-43.

3 認知症の人と家族との対話の手がかり

この節では、第３章で紹介する事例にある対話の手がかりの特徴をまとめることで、認知症の人とその家族、そしてケアチームの間で行われている意思表明支援を可視化することを試みた。本書における「対話の手がかり」とは、認知症の人との対話を通して行われる意思表明のための支援と、その表明された意思の実現に向けて、その人を中心とした最善のケアを実施する際に用いられている、ケア提供者の思考や判断、コミュニケーション、苦痛の緩和など、心地よい日常生活のための支援における対話の重要な要素（極意）を抽出したものである。以下、『日常生活のケアにおける対話』と『症状の変化や進行にあわせた本人や家族との対話』の事例から捉えた対話の手がかりの特徴を示したいと思う。

1 『日常生活のケアにおける対話』の手がかりの特徴

（1）『日常生活のケアにおける対話』の手がかり

第３章１節『日常生活のケアにおける対話』の中で、それぞれの生活上のケア場面にみられる『手がかり』の特徴を、次のように捉えることができた（図2-3)。

ケア提供者は、認知症の人へのケアを行うにあたって、注意深い観察を行いつつ、本人が今どのような思いなのか、また表出している言動の背景について、普段の生活状況の情報も参考にしながら、その【思いを推定】しようとしていた。また、本人の嗜好や性格に沿った工夫をして【本人を尊重したコミュニケーション】を図り、否定的な言動も受け止めながら、本人を気にかけ、自尊感情の低下がある場合には、できていること、協力してくれたことへの感謝の思いを伝えることで、【本人の思いの尊重による関係性を構築】しようと試みていた。ケア提供者は、一連の関わりの中で注意深い観察や、関わりながら得られるあらゆる情報から、本人のニーズを読み解こうとしていた。

そのなかで、一つひとつ実施することを丁寧にわかりやすく説明をしたり、ケア提供者が本人にとって安全を保証する相手であることを、視線を合わせたりタッチングを行ったりしながら伝え、本人の【不安を解消】することや、認知機能の低下により生じる状況に対する認識力の低下を補うように本人の不快な症状を言語化して自覚できるようにして【状況の理解への補完と促し】を行っていた。同時に、関わりの中から表出される本人の言動や反応から、残された本人のもてる力を査定して、ケアに取り入れる工夫をしていた。

ケアの判断と実施に際しては、【ケア実施に向けた意思の査定】をしつつ、本人の様子を注意深く観察し、またそこから得られた情報について、家族から得られた情報によって補って、ケアを受け入れてもらえるようなわかりやすい説明や、ケアに前向きになったタイミングを見逃さないなどの、【ケアの受け入れに向けた関わり】をしていた。本人のこれまでの人生や生活、嗜好について情報を収集し、【本人を尊重したケアの工夫】や限られた状況下においてもフィジカルアセスメントを行い苦痛の原因や程度を評価して、その苦痛を取り除くよう働きかけ、【身体的苦痛への対応】をしている。またそれにより、本人の苦痛が軽減し、心地よさを感じることができているかどうか査定して、ケアの見直しの必要性を考えることで【ケア継続の査定】をするというように、慎重にケアを進めていた。

さらに、これらのケアを実施していく中で、本人のペースや嗜好、それまでの生活をふまえ、持てる力を活かしたケアを行いながら、本人の微細な変化を捉え、試行錯誤を繰り返している。その過程には、本人とケア提供者の相互作用で生じた出来事を振り返り、ケア提供者の中で【捉え方の再考（パースペクティブ変容）】が生じ、本人を中心としたケアのあり方があることに気づき、実践の方法を変えていく場面もあった。

（2）『日常生活のケアにおける対話』における手がかりの特徴（図 2-3）

日常生活のケアにおける対話の手がかりでは、ケア提供者が認知症の人の特徴を試行錯誤しながら捉え、関わりながら対話を繰り返す、実践の積み重ねであることが示されていた。今回の事例で示された手がかりを集めて統合したところ、**図 2-3** のようなプロセスが見い出された。認知症の人は、状況認識能力の低下により、自分自身に起きている出来事がうまく理解できない状況にあり、さらにそのことによる不安や苦痛を自らの言葉で的確に伝えることが難しくなる。そのため、ケア提供者は「心地よいケアの基本としての関係性を育むための対話」において、本人の様子から五感を最大限活かして、本人の置かれている状況や自身が何を感じているのかを推測している。本人からの明確な意思表明が難しい場合は、その思いを推定しながらケアを通して対話を進めていくことも多い。今回の手がかりの特徴からも、ケアを通して得られた言動や表情から、ケアの適切性を査定し続け「心地よいケアの判断に向けた対話」をしていることがわかる。なぜ現在の言動があるのか、その理由をつなぎ合わせていき、それらの情報を統合している。ケア提供者が統合したその人本人の思いは、あくまで推定であることも多く、その統合された情報をもとに必要なケアは何か、どのタイミングでどのように声を掛けることがその状況でベストなのかを、常に考え行っていた。

また、ケアの実施場面では、「心地よいケアの実施における対話」により、本人の持てる力や嗜好がケアに反映され、本人の思い（であろう）を引き出し、その思いが叶うことにより心地よさへとつながっていく様子が示されていた。「本人の思い」が意思として言葉を通して明瞭には語られないため、ケア提供者はそれらの断片である表情や単語、雰囲気から読み取ろうとしている。これらのケアは本人との『（言語・非言語コミュニケーションを含めた）対話』を通して行われ、身体的・精神的苦痛からの解放により、認知症の人本人の尊厳を守ることに通じ

心地よいケアの基本としての関係性を育むための対話

本人の思いの尊重による関係性の構築
本人の気持ちを尊重する姿勢で関わる
ケア提供者の心配を伝える
できたことフィードバックする
楽しい気持ち・つらい気持ちを一緒に受け止める

本人を尊重したコミュニケーション
好みや性格に沿ったコミュニケーション
会話の環境を整える
興奮につながることを予測し回避する

思いの推定
表情や行為から思いを捉える
普段の生活状況の情報から推測する
拒否や興奮状態にある理由を考える
表情や動作の意味を推し量る

ケア実施に向けた意思の査定
ケアの必要性を考える
本人が受け入れやすいと思うケア方法を考える
意思を確認した上でケアを提案する
ケアの受け入れについて確認する

ケアの受け入れに向けた関わり
わかりやすくケアの内容を説明する
微細な変化から多角的に本人を捉えてアプローチを考える
ケアを受け入れてもらえるタイミングを見極める

ケア継続の査定
ケアの効果を査定し、継続できるか判断する
ケアへの反応から同意を査定する
ケアの見直しの必要性を考える

ケア提供者の捉え方の再考（パースペクティブ変容）
ケア提供者の認識を振り返り、本人の文脈で捉え直す

心地よいケアの判断に向けた対話

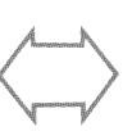

不安の解消
不安な様子を察して声かけする
気がかりを取り除く
非言語コミュニケーションにより不安を軽減する
本人の親しんでいるものに触れる
ひとつひとつ丁寧に説明する
ケア提供者を認識してもらう

身体的苦痛への対応
身体的苦痛が及ぼす影響を査定する（フィジカルアセスメント）
表情・様子・声のトーンから痛み・苦痛を評価する
苦痛の緩和を行い、身体面を整えるよう働きかける

本人を尊重したケアの工夫
本人のペースにあわせる
本人の持てる力を活かしたケアをする
楽しんで、好んで、自分から行いたい気持ちに誘う
普段の生活状況をふまえた環境に整える
認知症の症状、身体的不調を的確に捉えて関わる

状況の理解への補完と促し
ジェスチャーや非言語コミュニケーションを使って伝える
説明や問いかけに対する理解状況を確認する
理解状況を確認して、段階的に伝える
身体症状を自覚するよう補う
具体的に伝えて理解をうながす
本人の思いとケア提供者の考えとの折り合いをつける

心地よいケアの実施における対話

図2-3　「日常生活のケアにおける対話」におけるの手がかりの特徴

ると考えられる。

認知症の人にとって、日常生活場面における意思表明がケア提供者により受け取られ、対話を繰り返していくことは、その人中心のケアの実践となり、その人の尊厳が尊重されていくことでもある。身体的・精神的苦痛の軽減によって、心地よさを感じ、さらには、ケアを通して対話をすることもまた心地よさへとつながっていくのではないだろうか。

2 『症状の変化・進行にあわせた本人や家族との対話』における手がかりの特徴

第３章第２節『症状の変化・進行にあわせた本人や家族との対話』における手がかりの特徴について、それぞれの時期別にまとめた。

（1）認知症を疑いはじめる時期

認知症を疑いはじめる時期では、認知症初期にある本人が自身の記憶力の低下に気づき日々の生活に徐々に支障が出始める。この時期は、自分の変化に多少なりとも気づきつつも、他者に助けを求めることや自ら医療機関の受診はしていないことが多く、また家族もその変化に気づきながらもどう対応してよいのかわからず、本人との関わり方に悩む時期でもある。

本人へ認知症の症状に関する話を切り出すために、まずは、本人の様子を観察して状況把握を行い、【コミュニケーションの取り方の検討】をした上で、話ができる場を調整するため、【関係性を築くためのコミュニケーション】を本人の様子に合わせて工夫していた。その上で本人の【自尊心に配慮しながら生活への影響の確認】を行い、生活上の困りを共感しながら【本人の能力の査定】や【認知症の受け止めの確認】を行っていた。また、本人からの情報を根拠づけるために、【家族から本人の生活状況や困りについて確認】を行うことによって、【本人・家族間の思いの調整】が必要であることを査定し、本人に代わって家族の思いを代弁することや、また本人を傷つけないように配慮しながら家族の思いを代弁していた。さらに、本人の家族に対する怒りの原因や、本人に対する家族の対応がうまくいかない状況に関して、【(家族・本人間がうまくいかない) 原因の分析】をしながら、【家族への支援の方向性を査定】していた。家族への関わりとしては、面会や受診時のわずかな時間の中でも【家族の様子から困りごとを察知】して、家族とコミュニケーションをとり、【介護への労い】をしながら寄り添い、具体的な解決策を見出すために、家族がどのように本人とコミュニケーションをとっているのか【家族の本人への関わり方についての確認】を行い、【家族の現状の受け取めをふまえた上での情報提供】や【本人への関わり方についての助言】を行っていた。

ケア提供者は、このような関わりを通して得られた本人や家族からの情報を統合し、誰にどのようにアプローチするのか、【アプローチ方法についての算段】をつけ、サービス導入の必要性や、認知症であることやそれによる生活のしにくさの受け止めについて、本人・家族間の思いの橋渡しをしながら【サービス導入のための確認と調整】を行っている。この時、ケア提供者は、本人の調整に対する受け入れ状況から【支援者のアセスメント・介入評価の確認】を行い、また家族に対しても【援助の方向性について家族の同意が得られるか確認】していた。特に、認知症の初期段階は、当事者である本人・家族が、認知症であることの確心はないものの、認知機能の低下により生じた生活への支障を何とか補完していこうと工夫をし、一人悩んでいる状況にあるといったように、表面化しないことも多いのが現状である。入院や外来受診をきっかけに、垣間見えた認知症によるサインを見逃さずキャッチして、支援の必要性を査定すると同時に、本人に関わっている【医療スタッフとの共有・協働】をすることで、統一した関わりが行われるように、調整を行っていた。また、今後、症状が進行していくことを見据えて本人・家族に【継続した支援の表明】をしていくことで、支援が継続されるように働きかけていた。

（2）不安定な症状がみられる時期

不安定な症状（BPSD）がみられる時期では、中核症状により生じる生活のしにくさの反応としてBPSDが現れる。その反応はさまざまな症状であり、その要因や生じる症状も、その人それぞれで異なる。その多種多様な状況について、ケア提供者はその背景を捉えて対話を重ねていくことで、本人の抱えている苦痛を取り除くよう働きかけている。

ケア提供者は本人のうまく表現できない思いを推定したり、問いかけるタイミングを見計らいながら、表出された苦痛に対する【思いに共感】し、また、【不安を軽減】するために、本人の生きている世界から、その言動の背景を推察することで、【苦痛の原因を査定】していた。また、本人への説明に対する受け止めを本人の表情や動作から丁寧に確認するなど、【意識の曇りの状態にあわせたコミュニケーションを工夫】していた。また、興奮状態となっている本人に対して、思いを尊重しながら、本人の言葉を繰り返すことで気がかりへの関心を伝えることや、あえて沈黙となることで、気持ちを整理する時間を作るなど、【落ち着いた対応により興奮を回避】する関わりを行っていた。

活動が活発となっている状況に対しては、ケア提供者が安全に配慮した見守りを行い幻覚がある本人の行動への安全確保をするなど、可能な限り本人の気がかり、思いを尊重して寄り添いつつ、不穏症状によって生じた疲労を察知して休息への配慮をすることで、安全に活動できるよう支援していた。さらに、BPSDの原因ともなっている苦痛の軽減・除去に向けた関わりとしては、多職種とともに痛みに対するケア方法や最善のケア方法の検討を行い、痛みへの対処・対応についての説明や、対話による苦痛の緩和を行い、またそれらの評価を行っていた。さらに、本人に対し今後の見通しの説明をすることにより、苦痛に対する不安につながらないような関わりを実践していた。加えて、病棟スタッフと協働して気がかりへの対応を行ったり、薬物療法・非薬物療法に関する安全性を医師に事前に確認するなど、【苦痛を予防する関わり】を行っていた。また、チームで継続的なケアを実践するために、地域を含めた多職種と本人の今後の生活に対する希望や、それぞれの専門職がもつ情報や認識の共有を行い、【今後の支援の方向性の検討】を行っていた。

（3）意思疎通が困難になる時期

意思疎通が困難になる時期は、不可逆的な認知症の進行に伴い人工的水分・栄養補給法（AHN：artificial hydration and nutrition）*の導入が必要となる時期であり、方針についてチームで対話を繰り返す時期でもある。

本人の発語による意思表明が難しい状況にあることから、ケア提供者は、本人の表情や家族の情報から【思いの推定】や【本人の能力の査定】をしながら、本

＊人工的水分・栄養補給法（AHN：artificial hydration and nutrition）

人工的水分・栄養補給法とは、経口による自然な摂取以外の仕方で水分・栄養を補給する方法の総称で、次のようなものがある。経腸栄養法（胃ろう栄養法、経鼻経管栄養法、間欠的口腔食道経管栄養法）、非経腸栄養法（中心静脈栄養法、末梢静脈栄養法、持続皮下注射）[1]。

人・家族の【現状の受け止めの確認】を行っていた。現状についてどのように理解し考えているかについては、【過去の意思決定経験の確認】や【過去の本人の思いの確認】、【本人の死生観の確認による思いの推定】をしながら、【家族による本人の意思推定】ができるように【家族自身の意向の確認】もふまえつつ、【家族が考え話せる場を作って】いた。また、経口摂取が困難であることについて【本人への説明を行うかどうかについて、家族の意向の確認】をしていた。また、これまでに本人に関わってきた医療専門職など、【医療ケアに関する相談者を含めた話し合いの場を調整】し、【地域を含めた多職種による本人の意思推定】を行うことで、本人の意向と考えられる要素を集めていくための対話が行われていた。家族や専門職それぞれの立場から、本人の推定意思を確認するため、タイミングをみながら全員の意見を吸い上げることや、多職種が捉えた情報を共有することで【本人と関わりのある専門職もふくめた合意形成に向けた確認】と、【最終の意思決定のための場の調整】を行い、慎重に医療ケアに関する方針を決定していくための支援（対話）を行っていた。さらに、決断を迫られた家族の思いに寄り添い【本人の能力の査定】をしながら、【最善策を模索】し続け、【医学的状況の再評価の検討】や治療検査方針に関して【医師への相談・確認】をしつつ、【多職種による最善の方法が検討】されるよう、調整する役割をケア提供者は担っていた。

(4)『症状の変化・進行にあわせた本人や家族との対話』における手がかりの特徴（図 2-4）

症状の進行に伴い、3 つの時期を通して示されたケアの手がかりの特徴を再統合し、ケアのプロセスとして図 2-4 に示した。

認知症は、不可逆的な記憶障害と身体的機能低下により生活に支障が生じるため、本人の意思を言葉として受け取ることが困難になっていく。それぞれの時期で本人の意思形成や意思表明の能力に合わせ、「本人の思いを知るための対話」として、本人の能力（持てる力）の把握や、認知機能の状態にあわせたコミュニケーションの工夫をいずれの時期においても行っている。また、認知症を疑い始める時期頃には、認知症であることに対する思いの確認をすることや、意思疎通が困難になる時期になってくると、過去の死生観や意思決定の経験から思いを推定するという対話が中心となっていた。本人の思いを捉えることで、「本人の苦痛を緩和するための対話」として、本人の生きている世界をふまえた言動の背景の推察や、落ち着いた対応による興奮の回避、苦痛の緩和に向けた対応と評価を繰り返していた。また、本人への関わりに悩む家族への支援や、本人を支えるチームの一員としての家族に対する支援としては、「本人の代弁者として関わると同時に、支援をするための対話」をしていた。さらに、本人・家族を支える支援者間においては、「本人を中心とした最善の支援を行うための支援チームにおける対話」の中で、今後を見据えた継続的なサポート体制の構築を行っていき、本人に関わるあらゆる専門職の視点をふまえた最善策の検討、多職種による最善のケアの実施と評価を繰り返すための対話が行われていた。

その人らしい暮らしを最期まで継続するためには、認知症症状の変化や進行に

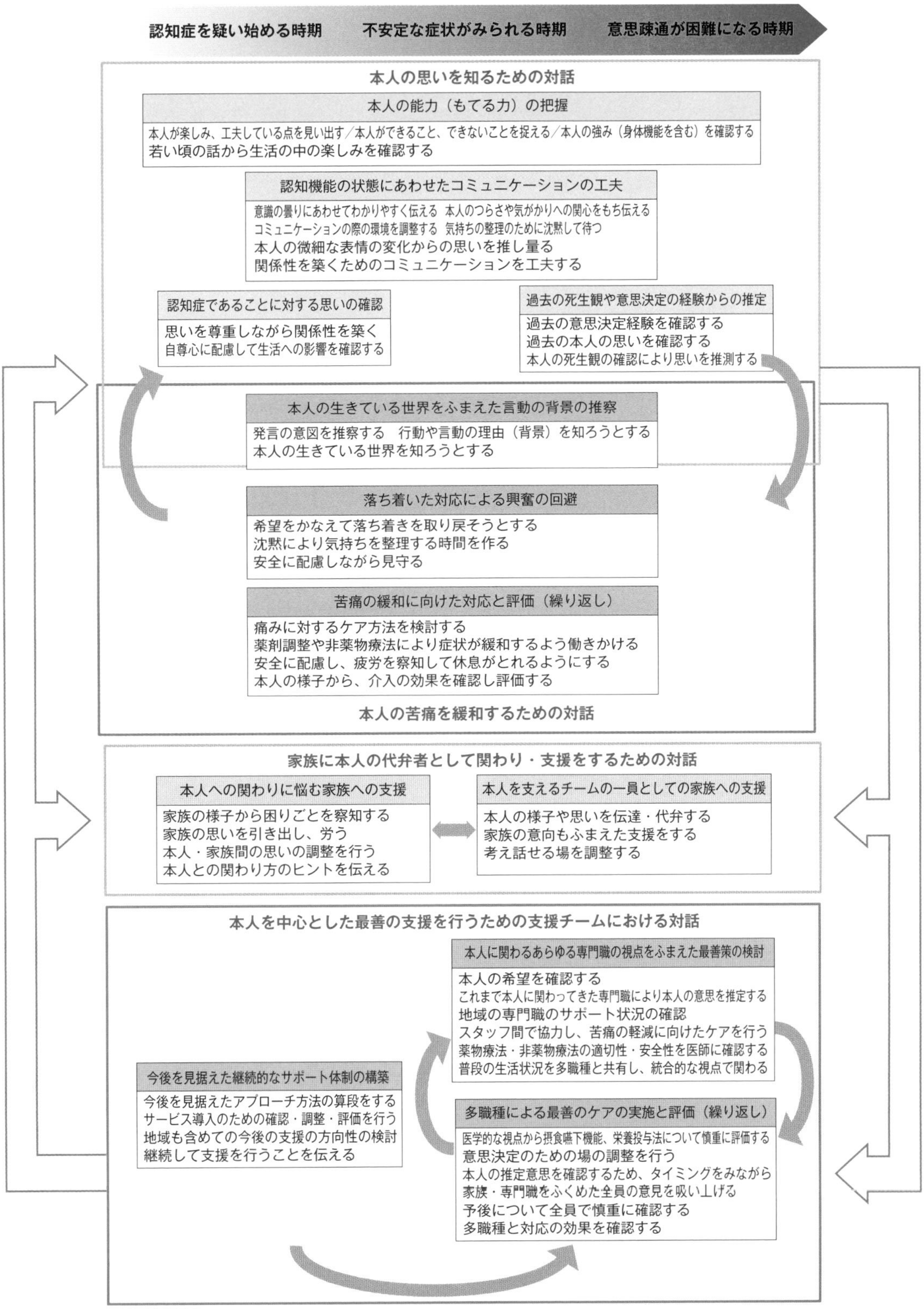

認知症を疑い始める時期　不安定な症状がみられる時期　意思疎通が困難になる時期

本人の思いを知るための対話

本人の能力（もてる力）の把握
本人が楽しみ、工夫している点を見い出す／本人ができること、できないことを捉える／本人の強み（身体機能を含む）を確認する
若い頃の話から生活の中の楽しみを確認する

認知機能の状態にあわせたコミュニケーションの工夫
意識の曇りにあわせてわかりやすく伝える　本人のつらさや気がかりへの関心をもち伝える
コミュニケーションの際の環境を調整する　気持ちの整理のために沈黙して待つ
本人の微細な表情の変化からの思いを推し量る
関係性を築くためのコミュニケーションを工夫する

認知症であることに対する思いの確認
思いを尊重しながら関係性を築く
自尊心に配慮して生活への影響を確認する

過去の死生観や意思決定の経験からの推定
過去の意思決定経験を確認する
過去の本人の思いを確認する
本人の死生観の確認により思いを推測する

本人の生きている世界をふまえた言動の背景の推察
発言の意図を推察する　行動や言動の理由（背景）を知ろうとする
本人の生きている世界を知ろうとする

落ち着いた対応による興奮の回避
希望をかなえて落ち着きを取り戻そうとする
沈黙により気持ちを整理する時間を作る
安全に配慮しながら見守る

苦痛の緩和に向けた対応と評価（繰り返し）
痛みに対するケア方法を検討する
薬剤調整や非薬物療法により症状が緩和するよう働きかける
安全に配慮し、疲労を察知して休息がとれるようにする
本人の様子から、介入の効果を確認し評価する

本人の苦痛を緩和するための対話

家族に本人の代弁者として関わり・支援をするための対話

本人への関わりに悩む家族への支援
家族の様子から困りごとを察知する
家族の思いを引き出し、労う
本人・家族間の思いの調整を行う
本人との関わり方のヒントを伝える

本人を支えるチームの一員としての家族への支援
本人の様子や思いを伝達・代弁する
家族の意向もふまえた支援をする
考え話せる場を調整する

本人を中心とした最善の支援を行うための支援チームにおける対話

本人に関わるあらゆる専門職の視点をふまえた最善策の検討
本人の希望を確認する
これまで本人に関わってきた専門職により本人の意思を推定する
地域の専門職のサポート状況の確認
スタッフ間で協力し、苦痛の軽減に向けたケアを行う
薬物療法・非薬物療法の適切性・安全性を医師に確認する
普段の生活状況を多職種と共有し、統合的な視点で関わる

今後を見据えた継続的なサポート体制の構築
今後を見据えたアプローチ方法の算段をする
サービス導入のための確認・調整・評価を行う
地域も含めての今後の支援の方向性の検討
継続して支援を行うことを伝える

多職種による最善のケアの実施と評価（繰り返し）
医学的な視点から摂食嚥下機能、栄養投与法について慎重に評価する
意思決定のための場の調整を行う
本人の推定意思を確認するため、タイミングをみながら
家族・専門職をふくめた全員の意見を吸い上げる
予後について全員で慎重に確認する
多職種と対応の効果を確認する

図2-4　「症状の変化・進行にあわせた本人や家族との対話」における手がかりの特徴

あわせた本人とその家族、また関わる支援チームとの対話を繰り返していくことが大切である。症状の変化に伴い、その思いも変化していく可能性もあり、本人にとっての最善を他者が決めることは責任を伴う、重い決断である。本人が十分に自分の言葉で意思表明ができなくなったとしても、それまでどのように生きてきたのか、何を大切にしてきたのか、これらの情報のピースを、関わってきた全員でつなぎ合わせていくこと、またそのつなぎ合わせたものが、本当にその人の思いとして捉えてよいかどうか、関わる全員で考え続けていくことが大切である。

これらの一連のプロセスにおいて、ケア提供者は、本人･家族、病棟スタッフ、医師、リハビリスタッフ、地域の専門職等など、さまざまな相手と、さまざまな状況で、本人を中心とした対話を繰り返し続けることが、認知症の人の意思形成、意思表明につながり、心地よい日常生活の断続につながっていくのである。

（原沢のぞみ）

● 引用文献

1.日本老年医学会：高齢者ケアの意思決定プロセスに関するガイドライン：人工的水分･栄養補給の導入を中心として．平成24年6月27日．2012．p.3．日本老年医学会ホームページより<https://www.jpn-geriat-soc.or.jp/proposal/pdf/jgs_ahn_gl_2012.pdf>

第３章

認知症の人と家族の意思表明を支える対話

1 日常生活のケアにおける対話

日常生活のケアにおける対話事例の「読み方」

（1）全体の構成・取り上げた事例の紹介

本章にある事例は、誰もが日常生活を送る上で欠かせない食事、整容・清潔、入浴、排泄（排便・排尿）、着衣・脱衣、移乗、睡眠の７つのケア場面について、それぞれ２事例ずつ計14事例を挙げ、認知症の人の日常生活上のケアにおける対話場面を紹介している。

いずれの事例も、認知症の人とケア提供者との間で行われる言語・非言語によるコミュニケーションを通した対話によって、心地よいケアにつながった事例である。頁を開いて、気になる事例から読み進めてもらいたい。

（2）対話事例で提示されている内容

本節では、一つひとつのケア場面の中で、どのように対話を進めて本人の意思・意向をくみ取り、そこから心地よい、かつ意向に沿ったケアとなったのかについて、本人とその家族の反応、ケア提供者が考えたことや働きかけについて対話形式で記している。加えて編者らは、その対話におけるケア提供者の思考・意図や行為を「手がかり」として示した。

また、事例の提供者よりその対話場面で得られた対話のポイントやケアの実践をどのようにチームに共有していったのか、そして対話場面を振り返って改めて考えたことや気づいたことを記してもらった。事例の最後には、編者による「事例の総評」として、事例における対話のポイントについて解説を加えた。

◆ 事例一覧

食事	事例１	「先生、レストランでエッセンはいかがでしょう」の声かけが食事摂取につながったＡさん
	事例２	入院後、食事量が少ないＢさん
整容・清潔	事例３	攻撃的で興奮状態で緊急入院したが、清潔ケアを受け入れたＣさん
	事例４	タイミングよい声かけで足浴や洗髪を受け入れたＤさん
入浴	事例５	誘い方の工夫でお風呂に行くＥさん
	事例６	長湯好きなＦさん
排泄	事例７	「大きな声を出す」という行為で尿意を表現していたＧさん
	事例８	尿意・便意の明確な訴えがない状態から、日中の失禁減少や便秘の改善につながったＨさん
着衣・脱衣	事例９	関心のある声かけとゆっくり丁寧なケアが安心につながり、好みの服に着替えができたＩさん
	事例10	持てる力を発揮して清拭や更衣を行うことができたＪさん
移乗	事例11	痛みから移乗に対する恐怖感を抱いているＫさん
	事例12	「いたい」と訴え、うまく移乗できなかったＬさん
睡眠	事例13	リクライニングが心地よいＭさん
	事例14	夜間せん妄による過鎮静状態から日中の覚醒が可能になったＮさん

対話場面の見方

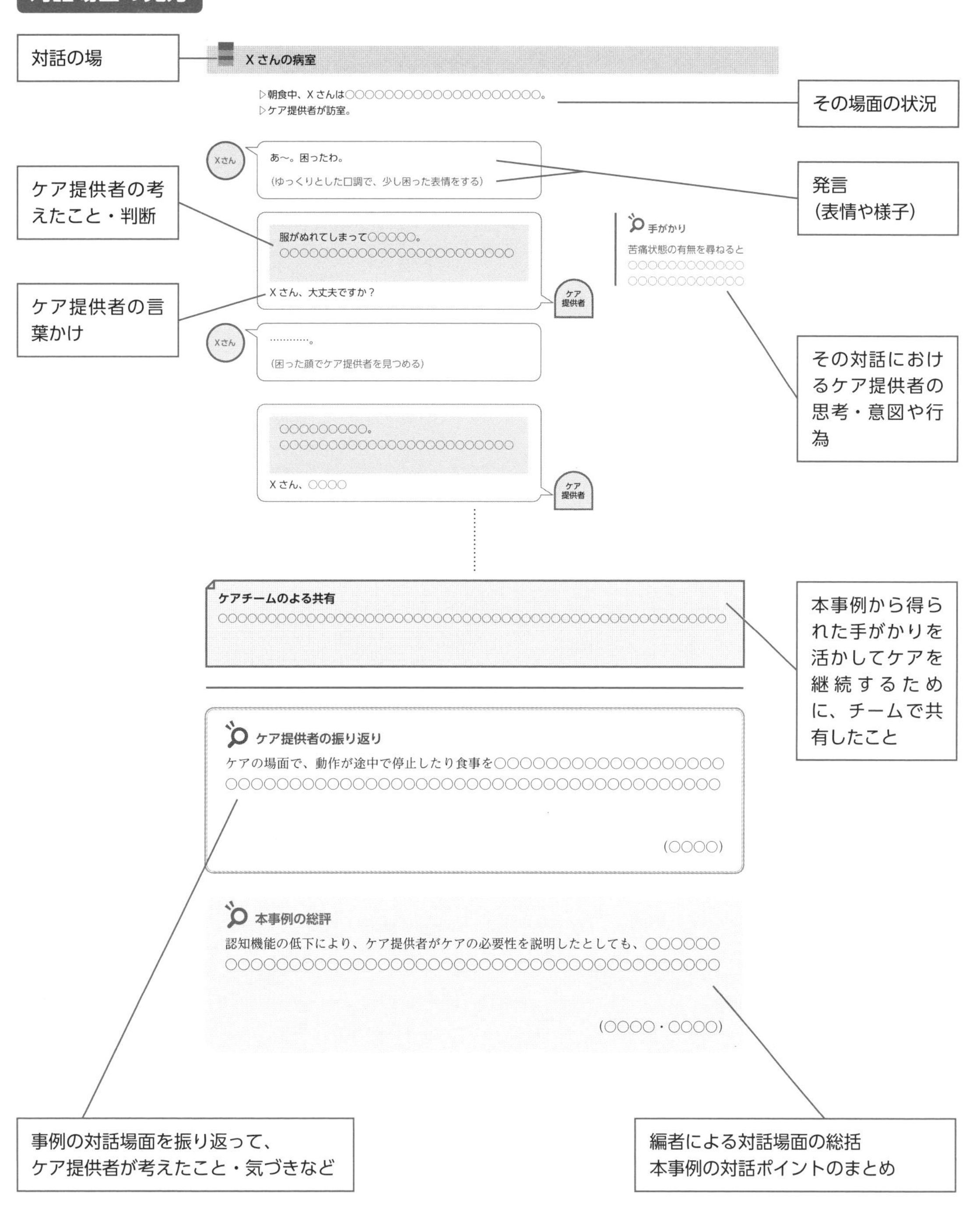
対話の場
Xさんの病室
▷朝食中、Xさんは○○○○○○○○○○○○○○○○○○○○。
▷ケア提供者が訪室。
その場面の状況
Xさん
あ～。困ったわ。
（ゆっくりとした口調で、少し困った表情をする）
発言
（表情や様子）
ケア提供者の考えたこと・判断
服がぬれてしまって○○○○○。
○○○○○○○○○○○○○○○○○○○○○○○○○
ケア提供者の言葉かけ
Xさん、大丈夫ですか？
ケア提供者
手がかり
苦痛状態の有無を尋ねると
○○○○○○○○○○○○
○○○○○○○○○○○○
その対話におけるケア提供者の思考・意図や行為
Xさん
…………。
（困った顔でケア提供者を見つめる）
○○○○○○○○○。
○○○○○○○○○○○○○○○○○○○○○○○○○
Xさん、○○○○
ケア提供者
ケアチームのよる共有
○○
本事例から得られた手がかりを活かしてケアを継続するために、チームで共有したこと
ケア提供者の振り返り
ケアの場面で、動作が途中で停止したり食事を○○○○○○○○○○○○○○○○○○
○○○
（○○○○）
本事例の総評
認知機能の低下により、ケア提供者がケアの必要性を説明したとしても、○○○○○○
○○○
（○○○○・○○○○）
事例の対話場面を振り返って、
ケア提供者が考えたこと・気づきなど
編者による対話場面の総括
本事例の対話ポイントのまとめ

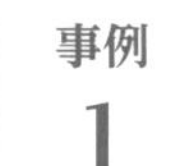

事例 1 「先生、レストランでエッセンはいかがでしょう」の声かけが食事摂取につながったAさん

60歳までドイツ語の教師をしていた生活史から英語やドイツ語を交えた会話が、Aさんの日常生活をスムーズにすることがわかった事例であった。Aさんのトレードマークであるスーツやスカーフを好んで身につけていることからも、今もドイツ語の教鞭をとっているご自身を生きておられるのだと感じ、これまでの生き方を尊重したコミュニケーションが大切だと考えた事例である。

プロフィール

Aさん　88歳　女性
前頭側頭葉型認知症（FAST 5）

家族

夫　85歳　がんで死亡
長男　50歳　IT企業経営

経過

数年前に夫を亡くし、少しずつふさぎ込むことが多くなっていた。
半年前に意味性認知症の診断を受け、訪問看護やディサービスを利用していた。
長男が帰宅後、夜中に夕食や入浴の世話をしていたが、ある日、長男が帰宅した際、ソファーから滑り落ち、ソファーとテーブルの間に挟まって動けなくなっている母親を見て、長男は有料老人ホームへの入所を決意した。

本人の特性（持てる能力、嗜好など）

- ○ かつてドイツ語の教鞭をとっていた。会話に英語やドイツ語の単語が混ざることがある。
- ○ 趣味は、音楽鑑賞やピアノ演奏であり、1カ月前くらいまでは、時々ピアノを弾くことがあった。
- ○ スーツやスカーフなど、きちんとした洋服を好む。
- ○ とても社交的で人と話すことが大好き。デイサービスでもみんなと話しながら食事を楽しんでいた。
- ○ 昭和一桁生まれで、女性でドイツ語教師をしていたことに誇りを持っている。

対話場面の数日前（自宅）・当日の様子　▶ ケア提供者の考え

自宅での様子

- Aさんは、長男の出勤時は、まだ寝ている状態であるため、長男はテーブルや冷蔵庫に「朝ご飯、昼ご飯は冷蔵庫にあります」と貼り紙をして出勤していた。しかしAさんは、冷蔵庫からお弁当を取り出すことはできなくなっており、何も食べずに一日過ごすことが多くなっていた。
- 訪問看護師より「呼び鈴を鳴らしても、出てこない」という連絡や、デイサービスのお迎えに応じない状況が2－3週間続いていた。
- 長男は仕事が忙しく、帰宅は23時を過ぎることが多い。そのため、帰宅後にAさんの食事や入浴を済ませ、午前2時過ぎにAさんを寝室に連れていき、その後長男も就寝する生活が続いていた。
- 長男は訪問看護やデイサービスに行かなくても、自分が帰宅してから食事や介護をすればよいと思っていた。

▶ ケア提供者の考え

- 長男に、家での食事の様子や趣味について聞いてみよう。

当日の様子

・長男に付き添われて、有料老人ホームへ。

▶ ケア提供者の考え

・入所されたばかりで生活環境が変わって、慣れるのに大変かな。これまでの生活状況も気になる。

対話場面

入所１日目の夕食時（A さんの居室）

▷ A さんは自室でそわそわしながら座っている。
▷ケア提供者、訪室する。

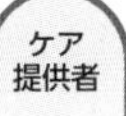

（A さんに近づき、A さんの目線に体を合わせて、笑顔で）

A さん、ごはんの時間です。食堂に行きましょう。

> **手がかり**
> 落ち着かない様子の本人の不安を増強させないよう、目線を合わせたり、笑顔で対応する

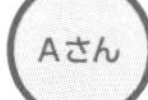

……。

（だまって、下を向いたまま首を振る）

入所１日目であり、慣れない環境や人との会話で疲れたのかな。眉間にしわをよせた険しい表情で、落ち着かない、そわそわしているなぁ。
気持ちを落ち着かせるために、温かい飲み物を勧めてみよう。長男さんから、コーヒーや紅茶よりココアが好きと聞いていたので、温かいココアをすすめてみよう。

（A さんに近づき、なるべく目線を合わせて、笑顔）

A さん、ココアはいかがですか？　温かいですよ。

> **手がかり**
> 入所したばかりであることから、表出している表情から推定する

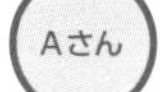

……。

（だまって、下を向いている）

（A さんに近づき、なるべく目線を合わせて）

A さんのお好きなココアを入れてきました。いかがですか？

（A さんの手を取り、コップを持ってもらう）

どうぞ。

> **手がかり**
> 本人が普段から好きな飲み物を提供し、不安を軽減する

▷ A さんはココアのにおいをかぐと落ち着かない様子ではあるが、眉間のしわは和らいで、ゆっくりとココアを飲み干す。

Aさん ごちそうさまでした。

ケア提供者

まだそわそわしているけれど、表情は和らいできてるみたい。
やはり、会話が続かないのは認知症が影響しているのかな。

おいしかったですか？
甘くていい匂いですね。

（笑顔で声をかける）

手がかり
本人の表情や行為から沈黙となる理由を推察する

Aさん おいしいね。

（少し笑顔になる）

ケア提供者

よかった。笑顔が見られた。少し、好きなココアを飲んで落ち着いたのかな。

おいしかったですか、よかったです。
今日は疲れましたね、ゆっくり休んでくださいね。

手がかり
施設入居後、環境に慣れてきたかどうかの様子を反応から判断する

Aさん そうですね。

ケア提供者

食事のために食堂に行くのを拒んでいたのは、どうしてだろう。
自分の部屋ではココアは飲めた。ということは、食欲はあるということだろう。
入所して一日目の慣れない環境に疲れていたのかな。明日の朝は食欲があるとよいな。
眠れているかなど、夜間の睡眠状況を観察していこう。

手がかり
食堂に行くことを拒んでいる要因について、本人とのやりとりから再度、今後のアプローチについて考える

入所２日目　朝食時（A さんの居室）

▷夜間の記録では「0 時過ぎまで寝付けなかった」ようだ。
▷ A さんは眉間にしわを寄せ、険しい表情をして自室に座っている。
▷ケア提供者、訪室。

まだ、表情が険しい。慣れない環境に緊張しているのかな。眠りが浅かったせいかな。
この険しい表情は穏やかにしてあげたいな。
昨日ココアを飲んだ様子から考えると、食事をすることは好きそうだし、入所前はデイサービスで他の人と話すのが好きだったという。

手がかり
昨日と今日の環境への適応状況を見る

食堂で他の方たちと一緒に食べるのはどうだろう？

Aさん、ごはんの時間です。
私と一緒に食堂に行きましょう。

Aさん

……。
(だまって下を向いたまま首を振り、眉間にしわを寄せている)

まだ、眉間にしわを寄せているのは、疲れているのかな。
眠れなかったせいだろうか。食欲がないのだろうか。
新しい環境で慣れない部屋や人に戸惑っているのかな。
まずは、この部屋に慣れてから、食堂にお連れするようにして、少しずつ慣れるようにした方がよいのかもしれない。今日の朝食は居室で摂取していただこう。

夕べはなかなか眠れなかったようですね。
Aさんは、昨日来られたばかりで疲れているのかもしれませんね。
お食事はお部屋にお持ちしましょうね。

ケア
提供者

手がかり
本人の表情や行為から、思いを推測する

▷配膳すると、Aさんが美味しそうに食事を食べている様子を確認する。

入所3日目

▷Aさんはレクリエーションに参加し、楽しそうに過ごしている。
▷しかし、食事の時に食堂へ誘うといつもと同じような反応が返ってきていて、「食堂に行きたくない」という意思を示すような表情が返ってくるため、自室で食事を行う。
▷長男がお見舞いに来たので、確認を行ったところ、「最近は“食事やご飯”という言葉より“エッセン”という言葉を使うと食べる」「母はドイツ語の教師をしていたため、自宅では英語やドイツ語を交えた会話を楽しむことが多かった」というエピソードが聞かれた。

手がかり
みんなで過ごすことが好きだということを、普段の生活状況からも確認し、その情報を用いて本人の反応を確かめる

手がかり
自宅と同じ状況を少しでも取り込めるよう、家族から今までの食事の様子の情報を得る

食事は“エッセン”という言葉の方がなじみ深いのだろう。

入所4日目　モーニングケア終了時（Aさんの居室）

▷Aさんは眉間にしわをよせ、自室の椅子に座っている。

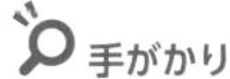

手がかり
表情から、普段の反応との違いの有無を確認する

今日もいつもと変わらない様子だな。
昨日、息子さんに聞いた内容で声をかけてみよう。みんなで食事することは好きなので、食堂へ行って、楽しく過ごせるとよいな。
長年、教師をされていたから、「先生」と呼んでみてはどうかな。

おはようございます。
A 先生、今朝は、レストランでエッセンはいかがでしょう？

ケア提供者

Aさん

（急に表情が明るくなり）

あら、楽しそうね。久しぶりだわ。何を着ていこうかしら。

（笑顔で答える）

あっ！！笑顔になった。
声の張りもいいし、着ていく洋服も気にしていて、楽しそう。
一緒に、洋服を選ぼう。

どの洋服を着ていきますか？
スカーフはどうしますか？

（クローゼットに促し、一緒に洋服やスカーフを選ぶ）

ケア提供者

手がかり

家族から得た本人の情報を活用し、本人のそれに対する反応を引き出す

Aさん

これ好きなの。

（うれしそうにスカーフを選び、にこにこしている）

▷ A さんは自分で選んだスカーフを巻き、笑顔で食堂へ移動する。

ケアチームのよる共有

- 長男より、A さんが教師をしていたエピソードを会話に取り入れ、ドイツ語教師をしていたことを誇りにしていた A さんの人生を理解し、「A 先生」とお呼びし、「エッセン（ドイツ語）」などのなじみのある言葉を交えたコミュニケーションをとることを共有した。
- A さんの生活史に基づいたコミュニケーションを図ることで、新しい生活に馴染むことができ、食事や日常生活リズムも整うようになった。

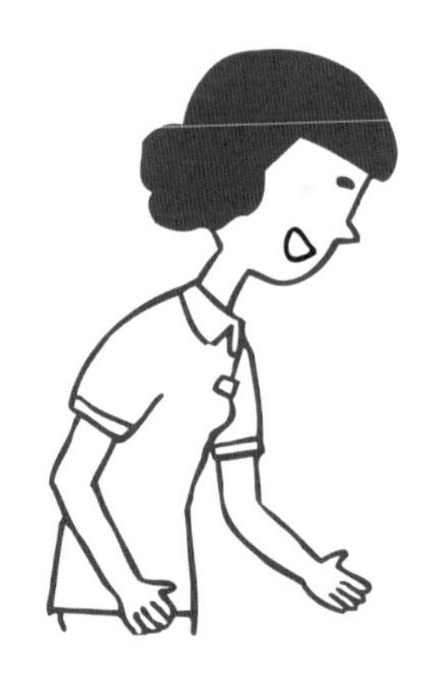

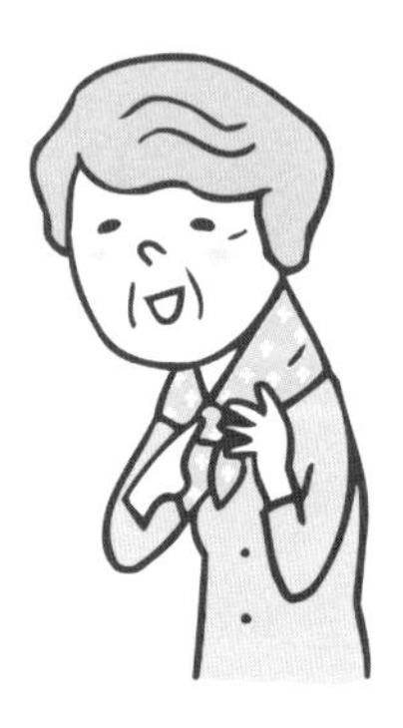

ケア提供者の振り返り

Aさんの場合には、なじみのある言葉づかいが、生き方を尊重したコミュニケーションであり、日常生活をスムーズにすることがわかった事例でした。教師をしていた頃の習慣から、スーツやスカーフを好んで身につけていることからも、今もドイツ語の教鞭をとっているご自身を生きていらっしゃるのだと感じました。

認知症であってもAさんらしく生きている母を長男は嬉しそうにながめ、尊敬していることをケアスタッフに伝えてくださり、楽しそうに暮らしているAさんの姿は長男の励みにつながっているようでした。本人が生きてこられた生活史や誇りに気づき、ケアに取り入れることが、その人の「持てる力」を引き出すことになったのではないかと思います。

（川添恵理子）

本事例の総評

ケア提供者は、入居前の情報（人と話をすることを好むなど）をふまえて、入居したばかりのAさんが環境に慣れるためのステップとして、他の入居者と楽しく食事を取ることに着目しています。また、入所から3日間しっかりと本人を見守りながら時間をかけて、模索しながらもその本人が理解できるなじみの言葉を用いて「対話」したことで、食堂で食事を取ることができ、新しい場所での日常生活の環境を作るきっかけとなった事例だと思います。

（高 紋子・山縣千尋）

食事

事例 2 入院後、食事量が少ないBさん

アルツハイマー型認知症があり、2年前に夫と死別後は長男のサポートを受けながら自宅で生活をしているBさん。尿路感染症の診断で急性期病院に入院して以降、発熱等の症状は軽快しているが、毎食の食事量が数口のみと少ない状態が続いており、「私は何もできない」という言葉を繰り返している。その言葉の意味するところに注目し、苦痛を緩和したことで食事が摂取できるようになった事例である。

プロフィール

Bさん　91歳　女性
アルツハイマー型認知症（FAST 6）

家族

夫とは2年前に死別
長男（68歳）と二人暮らし

経過

4年前にアルツハイマー型認知症の診断を受けた。
3年前に脳梗塞で入院したのをきっかけに、移動は車いすを使用となった。食事は軟らかめの食事を長男が準備し、自力で摂取していた。
7日前に、尿路感染症の治療のために急性期病院に入院した。入院後、水分はよく摂れているが、食事が進まず、1食に数口のみのことが続いている。また、消灯後に一人で話をしていることが多く、あまり眠れていない。

本人の特性（持てる能力、嗜好など）

- ○ トロミのない液体を連続でむせなく摂取でき、嚥下機能は保たれている。
- ○ 脳梗塞による麻痺は呈していない。
- ○ 入院後は夜間眠れないことが続いているが、自宅では夜は9時頃就寝し、朝7時に起きる生活を送っていた。
- ○ もともと針仕事が得意で、家族の洋服を自身で仕立てていた。

対話場面の数日前・当日の様子　▶ ケア提供者の考え

数日前の様子

- 夜間眠れない状況が続いているため、日中はほとんどの時間を車いす乗車して過ごしていた。
- 食事はスタッフの介助を受けて摂取しているが、一口ごとに「もう結構です。私は何もできません。本当に申し訳ありません」というようなやり取りが繰り返されていた。

▶ ケア提供者の考え

- どうして「私は何もできないんです。申し訳ありません」という言葉を繰り返すのだろうか。自宅では自分で食べていたのに、介助されていることが原因だろうか。自分でできることを促すことで、少し変化があるかもしれない。

当日の様子

- 夜勤者より、「午前3時から6時頃までしか眠っていないので、日中に覚醒を促してほしい」と申し送りがある。

▶ ケア提供者の考え

- 昨日も3時間程度しか眠れていないにもかかわらず、日中のほとんどを車いす乗車で過ごすのでは、体力を消耗し、活動意欲もわかないのではないかと考える。

対話場面

Bさんの病室

▷ 10時頃に、ケア提供者が体調確認の目的で部屋に行くと、Bさんは特に何をするでもなく、じっと車いすに座っている。

長時間車いすに座っていることが身体的・精神的な苦痛につながり、食欲低下や悲観的な言動につながっている可能性もある。

ケア提供者：Bさん、こんにちは。

Bさん：私は何もできないから、申し訳ありません。あなたがやってくれると助かります。

(車いすに座り、悲しそうな表情をしている)

自分のことをこんなふうに、考えるのって辛いだろうな。
なぜこんなふうに考えるのだろう？　Bさんはもともとご自宅でどのように過ごされていたのだろう？
Bさんに、自分のできることに目を向けてもらえるようにできないだろうか。

(Bさんの前に行き、しゃがむ。笑顔で)

ケア提供者：いつもBさんが私たちを労ってくれるので、とても嬉しいです。

> **手がかり**
> 自分は何もできないという思いが軽減するように、本人が行えていることに対してプラスのフィードバックをする

Bさん：私は何もできません。

プラスのフィードバックをしても、Bさんの思いを引き出すことは難しそうだ。かれこれ3時間も座っているのであれば、お疲れなのではないか？

> **手がかり**
> プラスのフィードバックに対して反応が変わらないことから、「何もできない」という言葉に他の思いや意味があるのではないかと推察する

昼食の前に少し休んだら、もう少しご飯を食べられるかもしれない。

ケア提供者：Bさん、お昼ご飯まで少し時間があるので、横になりませんか？

(ベッドを指さしながら声を掛ける)

> **手がかり**
> 食事摂取を促すためにはまずは身体面を整える必要があると判断する

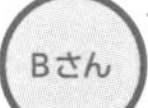

Bさん：ごめんなさい。私、何もわからないんです。

(下を向いて、小さな声で返答する)

Bさんは「何もわからない」と言っているけれど、朝食前から昼食後まで座っていてはお尻も痛いと思う。一度休んでいただいて、Bさんの反応をみてもよいかもしれないな。

言葉でプラスのフィードバックをしても、肯定的な反応は得られなかったので、実際の動作についてフィードバックをしてみよう。

わかりました。では、一回やってみましょう。
もし嫌だったら、すぐやめます。

ケア提供者

手がかり
嫌だと感じたらケアをやめることを伝え、無理強いをしない

Bさん
あなたが居てくれて助かる。(笑顔が見られる)

▷ Bさんがベッドの介助バーにつかまって立ち上がるように誘導し、車いすからベッドへの移動を行う。

Bさん、ありがとうございました。
しっかり立ってくださって助かりました。

笑顔も見られているし、ベッドで休むことにしてよかったのかもしれない。

ケア提供者

手がかり
本人の行動によって援助者が助かるという表現をすることでプラスの思いを高める

Bさん
そう？　私、何もわからないから、ごめんなさい。

「そう？」という反応は初めてだな。
少し、気持ちが前向きになったのだろうか。身体的な苦痛が緩和されたことによる反応だろうか。

本当に助かりました。では、横になってみましょう。

ケア提供者

手がかり
反応の微細な変化を捉え、その変化を引き起こしたアプローチは何だったか査定する

Bさん
あ～楽だ。
よかった、ありがとうございます。

やっぱり、長い間座っていたので疲れていたんだなあ。昼食の30分くらい前まで休んでいただこう。
ある程度こちらで誘導をして、疲労をみて苦痛を軽減していく必要がありそうだ。やってみることによって効果を実感することでBさんの肯定的な思いが表出され、その後の動作にもつながるかもしれない。

ケア提供者

▷ Bさんは1時間くらいベッドで休まれる。

日中に休息しすぎると、夜間の不眠を助長してしまう可能性もあるし、1時間の休息で日中の活動や夜間の睡眠にどのくらい変化があるのかを、評価していこう。

（ベッドサイドに腰をおろして）

Bさん、休めましたか？　そろそろお昼ご飯の時間なので食堂に行きましょう。

Bさん

（すぐに視点が合い、笑顔になる）

あなたが居てくれて助かるわ。私何もわからないから。

少し休めたようだし、Bさんの気分（気持ち）も少し上向きになったようだ。お昼は自力摂取を促してもよいかもしれない。

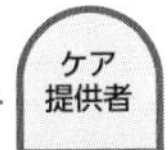

手がかり

その日の体調、本人の身体機能、家での食事摂取状況をふまえて、食事を摂取しない理由、自身で食事摂取できる方法を査定する

食堂

▷食堂に移動。食事が配膳される。

Bさん

……。（配膳された食事をじっと見ている）

四肢に麻痺はないので、食具を使用して口まで食物を運ぶことには支障がないはずである。
食具の使用で迷っているのか、それとも食欲がないのかな。少し食具の使用を促してみよう。

少しお手伝いさせていただきますね。

（スプーンを右手に握ってもらい、すくって口まで運ぶのを手伝う）

手がかり

食具を使用して食べることを思い出せるように一緒に行ってみる

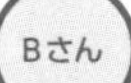

これでいいのかしら？（自らすくって口に運んでみせる）

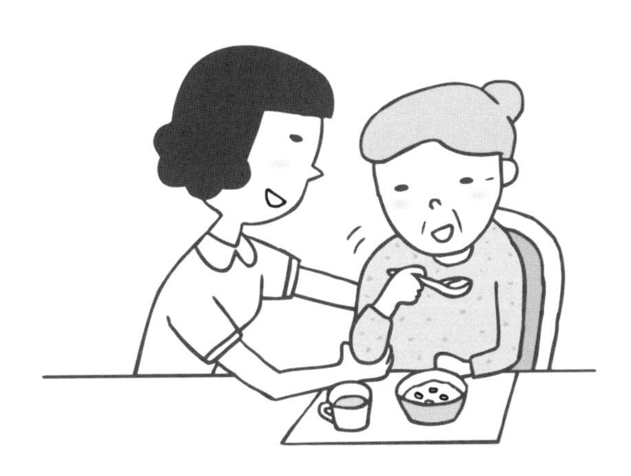

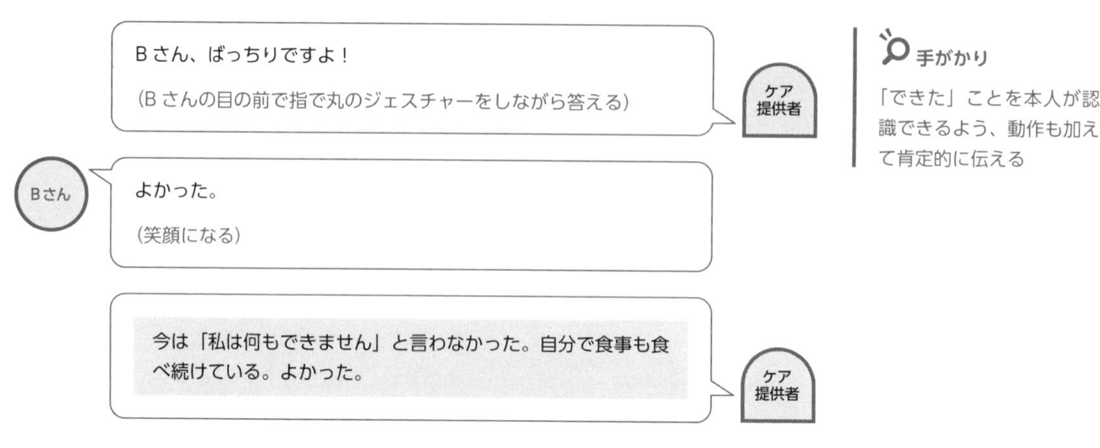

▷ 30分くらいで7割摂取することができる。

ケアチームによる共有

食事に関しては、最初に手を添えて一口を介助すると、以降は自分で食べることができること、いつも否定的な発言が多いBさんだが、日中に休息の時間をとったり、できることに着目した声かけを行うことで、Bさんが「何もできない自分」という否定的な感情を持たずに生活できる可能性があることを共有した。

ケア提供者の振り返り

どうしてBさんは頻繁に「私は何もできないから」と言うのか、何か苦痛があるのではないかと考えたことがきっかけで、夜眠れないという理由で日中長時間にわたり車いすに座っている苦痛、自分で食べられる力があるのに食事介助を受ける苦痛に気づき、対応することで食事摂取量の増加につながったのだと思います。認知症のある方の食事については、食事形態そのものの工夫のみではなく、その方の生活をみて、食べたいと思える環境を整えることが効果的であることを実感した事例でした。

（那須真弓）

本事例の総評

Bさんがなぜ「私は何もできないから」という言葉を頻回に言っているのかということを疑問に感じること、その言葉の意味を考える大切さを感じさせてくれる事例です。認知症によって意思をうまく伝えることができないBさんの発言の意味を、身体状況や生活状況からBさんが苦痛に感じていることを推察、それらに対応しながら、またその反応の微細な変化を捉え、その変化を引き起こしたアプローチは何だったか査定する、この繰り返しが大事であると考えます。

（岩﨑孝子、川原美紀）

整容・清潔

事例 3 攻撃的で興奮状態で緊急入院したが、清潔ケアを受け入れたCさん

緊急入院および侵襲のある処置により興奮状態で攻撃的となっていたCさんが、言語的・非言語的コミュニケーションを通してCさんの関心のある話題や共感する姿勢、快適さの模索により清潔ケアを受け入れた事例である。

プロフィール

Cさん　80歳　男性
血管性認知症（CDR 3）

家族

元々独居、両親はすでに他界
市内と県外にそれぞれ妹（70歳代）。胃ろう交換目的の定期的入院時には付き添うこともあった。

経過

15年前に脳梗塞を発症し右片麻痺あり、施設入所中であった。
施設入所中は気分に変動があり、暴言、ケアへの強い抵抗（ケア提供者を叩く、強く握るなど）がみられることもあった。
誤嚥性肺炎を繰り返していたため約5年前に胃ろう造設となり、胃ろう交換目的に2回/年、一泊入院を繰り返していた。
今回胃ろうカテーテルを自己抜去したため夜間救急外来を受診し、再挿入後、経過観察目的で一泊入院となった。今回、対応したケア提供者（看護師）とは初対面であった。

本人の特性（持てる能力、嗜好など）

- ○ シャワー浴で爽快感が得られた時には髭剃りを実施できる。身だしなみを整えたり清潔にすることを好む。
- ○ 故郷（脳梗塞を発症するまで生活していた）への愛着があり誇りである。

対話場面の数日前・当日の様子　▶ ケア提供者の考え

数日前の様子（入院前）

- 施設職員からの情報によると、ここ数日で特に変わった様子はみられていなかった。

▶ ケア提供者の考え

- これまで変わった様子がなかった中で、胃ろうを自己抜去した理由は何だったのだろうか。何かきっかけがあったのだろうか。

当日の様子

- 施設でスタッフがラウンドした際に胃ろうが抜けていたことを発見したため、そのまま救急外来受診となる。胃ろう造設後より定期的な交換はしていたが、自己抜去は初めてのことである。
- 救急外来受診時から内視鏡的処置による胃ろう再挿入に至る経過の中で、ストレッチャーの柵や医療者を叩く、腕をつかもうとする、「ばか！死ね！」と言うなど、興奮状態で攻撃的な言動がある。
- 胃ろうの再挿入を安全に実施するために介助者が左手を握って声をかけている間に、短時間で処置を実施する。

▶ ケア提供者の考え

- 挿入部痛だけでなく緊張や不安により全身に力が入り、体中の痛みや苦痛が生じている可能性がある。加えて、胃ろうの再挿入について状況を十分に理解できず、恐怖心による興奮状態となっていることも考えられる。
- また、見知らぬ人に囲まれて処置をされることやストレッチャーに乗ること、内視鏡室で処置をされるなど普段とは全く異なる環境下に身を置くことにより、さらなる不安や恐怖心が増強したと考えられる。

対話場面

Cさんの病室

▷内視鏡室から病棟へストレッチャーで移動している間、迎えに来たケア提供者に、Cさんは「何するんだ」「おまえは誰だ、死ね！死ね！」と怒りながら大声を出す。
▷ケア提供者は他のケア提供者と、Cさんをストレッチャーから病室のベッドへ水平移動する。
▷Cさんは右麻痺があり体が拘縮しているため、左手以外は自発的な動きをとることが難しい状態である。

Cさん

（ケア提供者を見て）

何すんだよ。おまえは誰だ。おまえは医者か看護師か、どこの大学の出身だ！

（強い目力で語気も強い。呼吸は促拍ぎみである）

ケア提供者

他者の動きに敏感に反応しているように感じる。
医師か看護師かと尋ねるということは、病院であることを理解されているようだ。医師か看護師か知りたいと思うのはなぜか。
今は見慣れない人物や環境、何をされるかわからないことへの不安が興奮につながっているのかもしれない。

手がかり
周囲の人に敏感に反応し興奮気味である様子から、その背景にある要因を考える

Cさん

…！…！
（手で柵を持ったり、お腹を触ったり、あちこち触って落ち着かない様子）

ケア提供者

（活発に動かしていたCさんの左手を握る）

手を握ることで安心感となる一方、自由に動かすことができないと感じて、『今後も何か恐ろしいことをされるのでは』という不信感となってはいないだろうか。
元々の日常生活において興奮状態となるようなことがたびたびあるのか、ないのか。あるとすればどのような状況の時か？穏やかに過ごせる時はどのような時か？　その手掛かりがあると関わる際の手助けになるのだが……。
今は興奮が強く、体の観察とケアがどこまでできるだろうか。まずはこちらが危険な相手ではないことが伝わるように自己紹介をして、Cさんが知りたいと思っている情報を伝えることが大事だ。
また、「興奮状態にある人」という見方にかたよらず、人として当たり前の目を見て挨拶をすること、自己紹介をすることが重要だ。

Cさん、こんばんは、○○です。私は看護師です。
（しゃがんでCさんの目線の高さに合わせながら、名札を見てもらう）

手がかり
まずは、本人の安心感につながるように手を握り、興奮状態が落ち着く方法を推測する

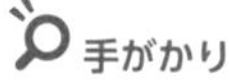

手がかり
興奮を落ち着かせる方法として、本人に自分の存在を示すために自己紹介をして、安心してもらおうとする

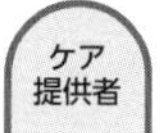

Cさん：なんだ、看護師か。どこの大学の出身だ。生まれはどこだ。

ケア提供者：（しゃがんでCさんに目線を合わせたまま）

そうです。私は看護師です。
私は○○○の生まれです。Cさんはどちらのお生まれですか？

> 手がかり
> 本人と視線を合わせたまま、本人への関心を示すように返答する

Cさん：おれは鎌倉だ。

（強い語気ではなく、急に穏やかな口調となる。
ケア提供者の目を見てすぐに返答する語気は強くなく、自分のことを聞いてくれて嬉しい様子で、顔（特に頬）の筋肉がゆるみ、目の鋭さが軽減する）

ケア提供者：

Cさんの出身地鎌倉は歴史がある有名な地域であり、表情や語気や答えるタイミングから、Cさんが鎌倉の出身であることを誇りに思い、関心のある話題であることがうかがえる。
コミュニケーションは双方向であるため、Cさんに心地よいと感じてもらうためには自分自身も穏やかで落ち着いた口調や表情を心がけよう。

穏やかに会話をしながらであれば、もしかしたら身体の観察や必要なケアを受け入れてもらえるかもしれない。
ここの会話をきっかけとして、話しながらバイタル測定をさせていただこう。

Cさんは鎌倉の出身なんですか。歴史があっていいところですよね。一度は住んでみたいと憧れます。血圧を測るので、腕を触りますね。

（目線を合わせてうなずきながら、微笑む）

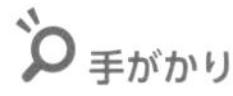

> 手がかり
> 本人の発語から関心を持てる内容の糸口を考え、穏やかなコミュニケーションの方法を実行しようとする

> 手がかり
> 穏やかなコミュニケーションを受け入れてもらうことで、今後のケアを受け入れてもらえるのではないかと推測する

Cさん：……。（無言でうなずく）

ケア提供者：

あっ、受け入れてくれている。生まれ故郷の話題で、固くなっていた心も体も和らいだのではないか。
これからすることを一つひとつ説明し、不安要素を生み出さないようにしよう。

（マンシェットを巻きながら）

腕に巻きますね。

Cさん：そうか。おれは鎌倉に何十年も住んでいたんだ。あそこはいいところだ。

（マンシェットを巻かれているが腕には目線はいかず、やや上方を見て遠い目をした様子で穏やかにゆっくりと噛みしめて話す）

▷ケア提供者は、血圧測定をし、体熱感の確認をしながら体温計をはさむ。

何十年も住んでいたのですね。

（Cさんの表情をさりげなく確認しながら、穏やかな表情は変えずに対応する）

ケア提供者

▷Cさんの穏やかな表情は変わらず、バイタルサイン測定に身を委ねている。拒否することや手を動かして叩こうとする動作はみられない。

手がかり

表情の細やかな観察を通して、検温に対して抵抗を示していないかどうか、一つひとつの動作を行いながら確認する

話しながらバイタルサインを測定させてもらえたので、胃ろう挿入部位や全身の皮膚状態や排泄状況を一気に確認させてもらったほうがよさそうだ。

鎌倉はよいところですね。大仏やお寺が有名ですよね。

ケア提供者

▷Cさんはケア提供者の言葉を聞き、目尻も下がり呼吸も落ち着いている。

血圧の値を伝える際に私自身が安心したことを伝えることで、Cさんの安心にもつながるのではないか。

Cさん、血圧は○○（mmHg）で、体温も問題ないです。安心しましたよ。

ケア提供者

手がかり

今行っているケアについて説明を行うことで、安心につなげる

Cさん

そうか。それはよかった。

（穏やかに返答する）

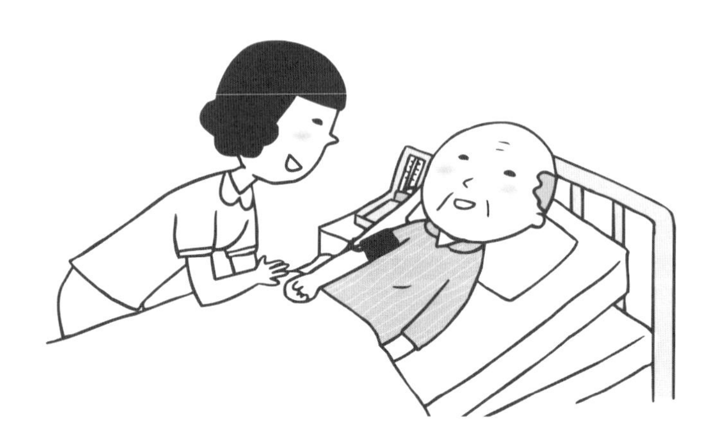

次に腹部や胃ろう挿入部の観察が優先される。
Cさんは今ほっとした表情なので、このままさせてもらえるかな。

Cさん、おなかを見せてもらってもいいですか？

ケア提供者

▷ケア提供者は、何を行うか説明し、パジャマの上半身を必要な範囲だけめくり、2名で同じ右方向から観察する。左右からケア提供者が観察すると圧迫を与えるため、あえて同じ方向からとする。

Cさん

ああ。……何しろ鎌倉は本当にいい所なんだよ。

出身地のよさを繰り返し話されている。お話を繰り返し傾聴して、不安や恐怖につながらないように関わろう。
腹部や胃ろう挿入部の観察を受け入れてくれている。
今晩ゆっくり睡眠がとれるようにおむつ交換だけでなく陰部の保清など清潔ケアをしたい。
気持ちよく休めるようにするためにと伝えることで、ケアを受け入れてもらえるだろうか。

そうですね。鎌倉は本当にいいところですよね。Cさんは鎌倉のどのあたりにお住まいだったんですか？
ちょっとおしりも見せてもらいますね。さっぱりきれいにしましょう。すぐ終わりますから。

ケア提供者

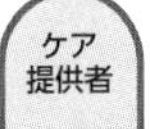
手がかり
爽快感のイメージを伝えることで清潔になれることのイメージを促し、ケアを受け入れてもらいやすい声かけを行う

▷ケア提供者2名で皮膚状態を観察しながら、排泄ケアと同時に汚染部位を含め温かい清拭用タオルで清拭する。

Cさん

（思い出す表情をしながら）

ああ。おれは◎◎（出身地の中でも居住していた地域名）だ。

（活発に動かしていた左手は振り上げることもなく、ケア提供者に身を委ねている。眉間のしわもなく、目尻が下がり目つきも穏やかである。語気もやわらかい）

よかった。受け入れてくれた。ここまでで最低限、今の時点で必要な観察やケアはさせてもらえたので、何かをしながらではなく落ち着いて目線を合わせて話の続きを聞かせていただこう。

◎◎なんですね。駅からはバスになりますか？

ケア提供者

手がかり
改めて会話の場面をもつことで、その後も落ち着いて過ごせるように関心のある話を続け、関係性の構築を図る

▷清潔ケア終了後、出身地に関する会話をCさんと行った。

ケアチームによる共有

ケア前には名前を呼び、自分も名乗り、これから何をするか伝え同意を得てから実施することが大事であることをスタッフ間で共有した。

興味がありそうな会話をしながらケアをさせていただくと、ケアを受け入れてもらえることも共有した。

ケア提供者の振り返り

興奮状態であっても、ケア提供者が“自己紹介を行い、これから実施する一つひとつのケアを説明し、同意を得ること、Cさんが快適と思えるような姿勢や態度（非言動的コミュニケーション）や清潔保持のケアを優先すること”を行いました。

大切にしたことは、Cさんが体験している苦痛や状況を想像した上で、Cさんにとっての快適さを模索することであったと思います。その結果として、必要かつ快適な日常生活ケア（清潔保持のケア）として受け入れてもらえたのではないかと考えます。

穏やかに過ごせる状態はどのような時か、ケア提供者同士が日頃から情報共有することで、その方にとっての“心地よいケア”の積み重ねとなり、その結果、関係性が構築され、思いの表出へとつながるのではないでしょうか。また、同時に意思表明支援にもなるのではないかと考えます。

（我妻雪子）

本事例の総評

本人が興奮しながらも発した発言から本人の関心のある話題をキャッチして、「対話」の糸口を見つけながら関わるよう心がけたことが、本人の安心となり、ケアの継続につながったのではないでしょうか。また、ケアが終わってもCさんとの「対話」を継続することは、ケア提供者がCさんに関心を示してくれているメッセージとなり、安全な場所であると思えるような働きかけとなったのではないかと思います。興奮状態にある認知症の人への関わりにおいては、気持ちを切り替えられるようなコミュニケーションと、不安を軽減していくことが大切です。

（高 紋子・山縣千尋）

整容・清潔

事例 4 タイミングよい声かけで足浴や洗髪を受け入れたDさん

3年前にアルツハイマー型認知症の診断を受け、長男夫婦と同居して、日中はデイサービスを利用しているDさん。入浴を拒否しており、清拭で対応していたが、ここ3日間は清拭も拒否をしていた。日常生活支援の中で清潔ケアの不足により現れている症状がないか注意して観察し、Dさんがケアを受けたいと思ってもらえるように、タイミングを計りながら関わることで、足浴と洗髪の実施に至った事例である。

プロフィール

Dさん　88歳　女性
アルツハイマー型認知症（FAST 5）

家族

長男夫婦と三人暮らし

経過

3年前にアルツハイマー型認知症の診断を受けた。
一昨年、ご主人を亡くされてから、長男夫婦と三人暮らし。日中1人になるため、デイサービスを利用していた。
デイサービスではここ3カ月間、入浴をしていない。かつて、入浴をした際には、体を洗った時に、恐怖心が強いためか、「危ない、やめて」と大声で叫び、興奮状態となり、安全面からも積極的に入浴を勧めず、清拭で対応している状況であった。
急に他の利用者を「うるさい」と怒鳴りつけることや、ケアスタッフをつねるなどの行為がみられるなど、気分の変動がみられた。

本人の特性（持てる能力、嗜好など）

- ○ 四肢の麻痺はなく、日中のほとんどを椅子または車いすに乗車して過ごしており、ベッドに横になることはほとんどない。
- ○ 手引きで歩くこともできるが、「危ない」と拒否が強く、歩くことはまれである。
- ○ 好きな映画や音楽のDVD鑑賞を行っている際には、ニコニコし、画面を食い入るように見ていることが多い。
- ○ 複雑な内容であったり、会話が長くなると、怒り出してしまうこともあるが、簡単なやり取りは行うことができる。

対話場面の数日前・当日の様子　▶ ケア提供者の考え

数日前の様子

- 清拭も拒否しており、ここ3日間は実施できていなかった。
- スタッフが声をかけると「いや」と首を振り、時間を空けて何度か声をかけると「あなたがしなさいよ」と口調が強くなった。
- よく頭や足を掻いていた。

▶ ケア提供者の考え

- 好きな映画や音楽のDVD鑑賞をしている時は穏やかだが、急に態度が変わることもあった、それをきっかけに清潔ケアを受け入れていただくことは難しいと感じていた。
- このところ、頭や足をよく掻いているので気になっていた。

当日の様子

- 朝、デイサービスへの迎えに行った際に、家族から特に変わったことはないと伝えられる。

・デイサービスに到着した後も、いつもと変わったところはみられない。

▶ ケア提供者の考え

・まずは、今日1日デイサービスでDさんが気持ちよく過ごしていただけるように、あまり複雑な内容にならないように声をかけ、空間にも配慮して関わる必要がある。

対話場面

デイルーム

▷昼食の後に、Dさんは今日も「昼寝をしない」と言い、デイルームで他の利用者と交流することもなく、遠く離れた場所に一人で車いす乗車している。

ケア提供者：少し退屈そうにしているように見えるので、映画や音楽のDVD鑑賞にお誘いしてみよう。

Dさん：（ケア提供者が近づくと、そちらを見て、少し険しい表情で）
なに？

ケア提供者：（Dさんの好きな映画のDVDを2種類見せながら）
見ますか？

手がかり
退屈そうにしているDさんが楽しめることを提案する

Dさん：これ。
（片方のDVDを手に取り、少し表情が和らぐ）

▷Dさんと一緒にテレビの前に移動し、Dさんが選んだ映画のDVDを流す。

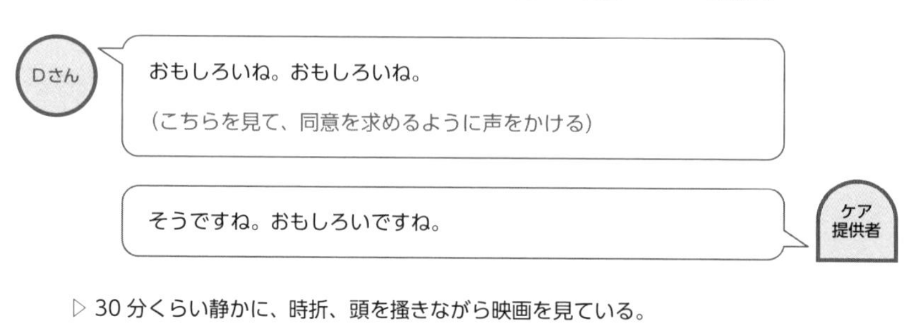

手がかり
楽しいと思っている気持ちに共感する

Dさん：トイレ行く。あはははは。トイレ。

今、すごく気分がよさそうだ。

では、トイレに行きましょうか。

（ケア提供者）

（Dさん）お願い。

▷トイレに移動する。

トイレ

じゃあ、今からこちらに座りますね。

（笑顔で便器を手で示しながら、ズボンを下ろし、便座に座るのを手伝う）

（Dさん）痒い、痒い。

（ズボンを下ろすとすぐに、下腿をすごい勢いで掻く）

下腿の乾燥と掻き壊しがひどい。
やはり入浴ができていないからだろうか。
Dさんもかなり辛そうだし、気分がよさそうな今なら、足浴をお誘いしたら拒否しないかもしれない。

あら、痒そうですね。
トイレが終わってからよく見せてくださいね。
（ケア提供者のみトイレから出て、扉のすぐそばで待つ）

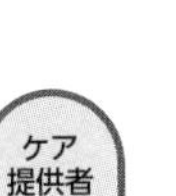

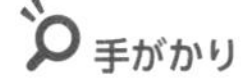

身体面の観察からケアの必要性を判断する

手がかり

本人の気分がよく、症状を訴えている今が、ケアを促すタイミングと見極める

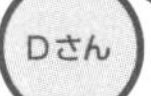

終わったよー。

（トイレの中から、明るい調子でケア提供者を呼ぶ）

（ズボンを上げるのを介助し、洗面所で手を洗った後、車いすの横に屈み、Dさんのズボンをまくる。乾燥で白くなっており、ところどころ掻きむしったのか出血した痕がある）

これ、ひどいですね。痒いでしょう。

掻痒感をよくしたいという思いが伝わるといいのだけれど。

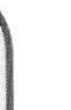

手がかり

実際に皮膚の状態を本人にも見てもらい、症状を一緒に確認する

手がかり

症状のつらさに共感する

（Dさん）（掻くまねをしながら）

痒い、痒い。

熱めのお湯ではかえって掻痒感を強くしてしまうかもしれないので、ぬるめのお湯を準備することにしよう。

お湯につけて洗いませんか？　よくなるかも。

手がかり
ケアの効果を説明しながら、ケアの方法をわかりやすく説明する

Dさん：やろっか。

準備に時間がかかると気分が変わってしまうかもしれない。
車いすに座った状態で、バケツを使用しての足浴にしよう。

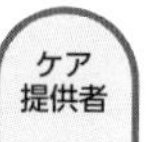

手がかり
時間をおくと気分が変わってしまうことがあるため、すぐにケアが開始できる方法を工夫をし、ケアを提供する

Dさん：（足をお湯につけると、目を閉じながら）
いいね。気持ちいい。

▷足浴後に、ケア提供者はDさんの足に保湿クリームを塗る。

足だけでも洗うことができてよかった。
頭も痒そうにしていたし、今なら洗髪もできるかもしれない。

（保湿クリームを塗り終えた後、頭を指さしながら）
Dさん、頭も痒いんじゃなかったかしら。

手がかり
本人のケアに対する好感触な反応から、ケアがさらに行える気分や状態かを査定し、他のケアも提案してみる

Dさん：（頭を掻きながら）
痒い、痒い。

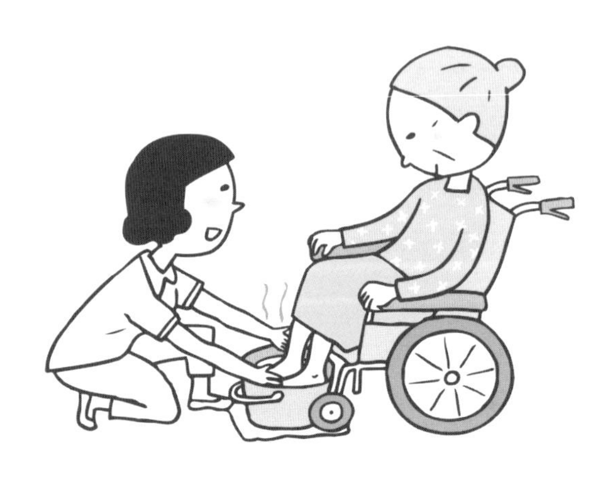

ケア提供者：頭も洗いませんか？　すぐここでできるので。

Dさん：やっちゃおうか。
（笑顔でケア提供者を見る）

▷洗髪台に移動する。

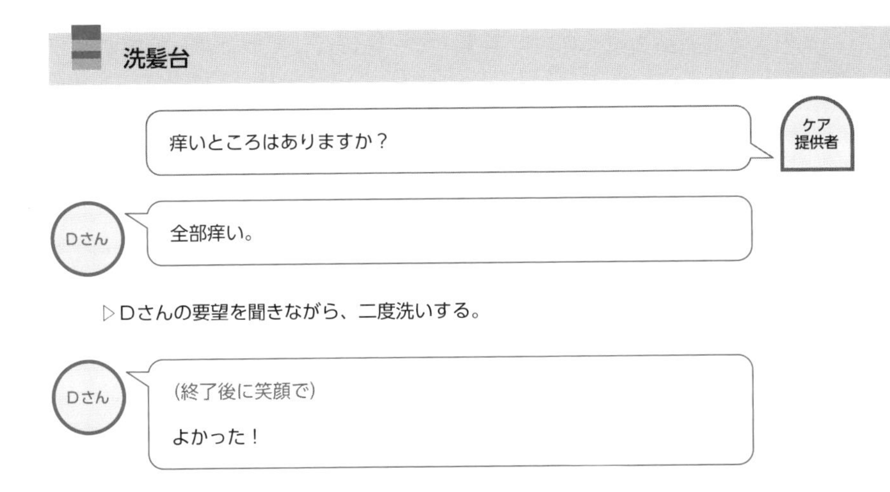

ケアチームによる共有

Dさんが痒がっている時に、心配している気持ちが伝わるように声かけしたところ、足浴と洗髪が行えたことを共有した。

ケア提供者の振り返り

清潔ケアをするための意図的なコミュニケーションから始まった関わりではありませんでしたが、Dさんのコミュニケーションの特徴をふまえた上で言動に注視し、Dさんが行いたいと思えるタイミングをつかんだことが、実施に至った要因であったと考えられました。

（那須真弓）

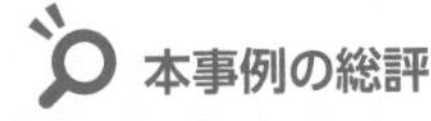

本事例の総評

ケアの拒否やケア時に興奮状態となり、清潔ケアが滞りがちとなるＤさんに対して、「対話」を通して、ケアを促すタイミングの見極め、Ｄさんの心地よさを阻害している症状の共有、症状を軽減する方法の提案を行っています。これらの一連の関わりが、Ｄさんのケアへの受け入れにつながっていきました。「ケアによる心地よさ」を感じたことが、さらなるケアの提案を受け入れることにつながっていった事例です。　（岩﨑孝子・川原美紀）

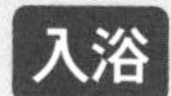

入浴

事例 5 誘い方の工夫でお風呂へ行くEさん

Eさんは，お風呂に入ることはとても好きだが、「お風呂」という言葉で誘うと怒りだし、浴室までお連れできないことがある。そのようなEさんに対して、Eさんのお気に入りの日向ぼっこやその日の活動の様子から、どのような対話を行うことで浴室まで一緒に行っていただく理解が得られたのかを示した事例である。

プロフィール

Eさん　91歳　女性
アルツハイマー型認知症（FAST 6）

家族

妹（87歳）

経過

認知症と診断され、しばらく一人で生活していたが、お風呂や食事などが一人で行えなくなったり、徘徊も頻回になってきていることから、療養病棟に入院となった。
入所して、半年ほど経過している。

本人の特性（持てる能力、嗜好など）

○「お風呂」という言葉によく拒否がみられるが、お風呂に入ることは好き。
○ よく日向ぼっこをしている。
○ お気に入りの椅子がデイルームにあり、調子がよい時はそこに座っていることが多い。
○ ADL（歩行は一人でできる、難聴がある）
○ 落ち着かない時などは、他の人のベッドで寝ていたり、病棟中を徘徊している。

対話場面の数日前・当日の様子 ▶ ケア提供者の考え

数日前の様子

・数日前に転倒して頭部を打ったが、レントゲンやCT上問題はなかった。
・頭頂部に、転倒時の血腫の痕がある。転倒後、前傾で歩行している様子が見受けられた。
・転倒後、朝の申し送りでは「朝、調子が悪く、フラつきがある」とのことであった。

▶ ケア提供者の考え

・先日、転倒して後頭部を打ったので、違和感みたいなものがあるのではないか。どのように生活に影響が出るか、気にかかっていた。

当日の様子

・朝食時はいつも座っている椅子ではなく別の椅子に座ったり、他の入所者の部屋に入ってベッドで横になろうとしている。

▶ ケア提供者の考え

・ちょっと今日は、いつもより調子が悪そうだな。疲れているのかな。
・今日は午前のみのお風呂の予定だが、予定通りに入っていただけるだろうか。

対話場面

デイルーム （午前 10 時）

▷Ｅさんは、なじみの椅子に座って、テーブルの上に置かれたお茶の入ったコップの持ち手を握りながら、ジーッと座っている。

（Ｅさんの座っている後ろ姿を見て）
今日はお風呂が午前中のみなので、午前中に入ってもらいたい。でも、転倒後なので、体が重そうな感じがする。
今は、お気に入りの椅子に座っているので、気持ちは穏やかなのかもしれない。一緒にお風呂に行ってくれるといいな。

Ｅさん。（近づきながら声をかける）

もしかすると調子が悪いかもしれないので、日向ぼっこが好きだから「暖かい所」の言葉で誘ってみよう。

Ｅさん。（声をかけながら、Ｅさんの前にしゃがみ込む）

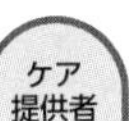

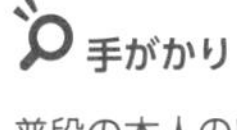
手がかり
普段の本人の座っている様子から今の気持ちや調子を推察し、ケアが促せるか判断する

Ｅさん：…？（ケア提供者の顔を「えっ？」というような感じで見る）

ケア提供者：暖かい所へ行きましょう。
（手を差し出し、Ｅさんの手をそっとつなぐ）

手がかり
直接入浴を提案するのではなく、本人の好きなイメージの場所に行くことを提案する

Ｅさん：暖かい所？（手をすぐに握り返す）

拒否の時は、いつも「もういい！」と言って手を払いのけるけど、“手を握ってくれている”ということは、意外に落ち着いているかもしれない。

はい。暖かい所です。

手がかり
本人の同意のサインをとらえて、アプローチを続行できるか判断する

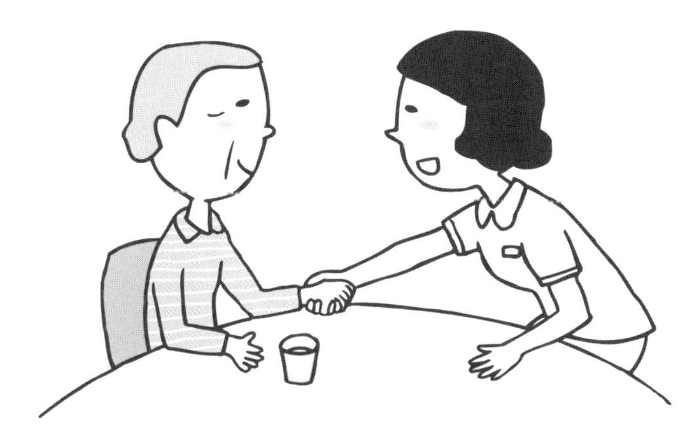

Eさん

これ……。(手を握りながら、もう片方の手でコップを少し持ち上げ、「どうしようかしら？」というような表情を見せる)

ケア提供者

コップが気になるのかな。
気持ちを切り替えるように、もう一度誘ってみよう。

暖かい所に行くので、それは置いていきましょう。
お着替えもしましょうか。

(自分の着ている服をつまんで見せる)

手がかり
本人が現在気になっている点について気がかりを取り除く

Eさん

(しばらくケア提供者を見つめ)

あんただけ行って来なさいよ。(怪訝な表情を示す)

ケア提供者

やっぱり体調が悪くて行きたくないのかな。
でも手は握ってくれているし、もう一度このまま誘ってみよう。

そうですか。でもぉ、行きませんか、暖かい所。
ちょっと、向こうにあるんで ……。

(浴室の方へ指を指す)

Eさん

向こう？　あったかいの？ (指を指した方向を向く)

ケア提供者

誘いにのってくれたので、少し気が向いたのかな。
もしかすると「ここで待ってる」と言ったのは、歩くことがつらいのかもしれない。確かめてみよう。

そうですよ、あったかい所に行きましょうよぉ。
歩くの疲れちゃいましたか？

手がかり
拒否の理由を精神面だけでなく全身状態からも探る

Eさん

(ケア提供者の顔を見ながら、うなずく)

ケア提供者

歩くのがつらいのだな。
車いすで誘ったら行ってくれるかもしれないかなあ。

じゃあ、車いすを用意しましょう。

手がかり
拒否の理由が解決できるような方法を考え提案する

▷ケア提供者は車いすを持ってきて、Eさんの前に置く。

Eさん

……。(車いすをじっと見ている)

Ｅさん、こちらにお座りください。
（車いすの座面を手で軽くたたく）

ケア提供者

▷Ｅさんは椅子から移動しようと立ち上がり、車いすに座ろうとする。

ああ、やっぱり、歩くのがつらかったのか。

じゃあ、行きましょう、あったかい所に。
（車いすに座るＥさんの体を支える）

ケア提供者

▷Ｅさんは穏やかな表情で車いすに座る。ケア提供者は車いすを押し、浴室に向かう。

ケアチームによる共有

「お風呂」という言葉で誘うと、入浴に行ってくれないことが多いことはチームで共有していた。お風呂に入ることは好きなため「お風呂」がイメージできる声かけを行うように統一した。

ケア提供者の振り返り

普段、「お風呂」という言葉で誘うと拒否が多いので、お風呂の様子が感じられる言葉で理解してもいました。声かけの時に手を握り返してくれたので、大丈夫かもしれないという思いがありました。そのあとも車いすを取りに行くまで手を握っていてくれていたので、気持ちを伝えれば一緒に浴室まで行ってくれると感じていました。

Ｅさんはお風呂に入ること自体は好きな方なので、一緒にお風呂へ行くために、Ｅさんの体調や今の気分などを少しでも理解できるように話しかけて、その思いをうかがうことが大切だと思いました。

（高 紋子）

本事例の総評

入浴の促しをするに際に、Ｅさんが拒否を示す「お風呂」という言葉ではなく、暖かい所が好きという普段のＥさんの好みを取り入れた言葉で促したことで、拒否することなく浴室に向かうことができています。また、Ｅさんの促しに対する同意や拒否の際の反応を丁寧に捉え、促しの継続の適否を判断しています。Ｅさんの思いを、お気に入りの場所に座っている時は気分がよい、同意した時は手を握るなど、その人の思いを示すサインをキャッチし、「対話」を進めることを判断していることも本事例のポイントです。これは普段Ｅさんの様子を丁寧に観察し、一つひとつのＥさんの行動の意味を考え捉えているからこそできる技なのではないかと思います。

（岩﨑孝子・川原美紀）

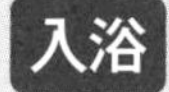

事例 6

長湯好きなＦさん

Ｆさんは、夏でも布団を２枚掛け、寒いからと布団に入っていることが多い。お風呂につかることが大好きなＦさんは、「長い時間湯船につかっていたい」と希望するが、のぼせてしまうことや年齢的なことを考えると、長時間の湯船につかることは避けなければならない。十分に温まったことを納得し、湯船から出てもらった事例である。

プロフィール

Ｆさん　96 歳　女性
アルツハイマー型認知症（FAST 6）
変形性膝関節症、難聴がある

家族

夫は他界
息子（78 歳）、娘（75 歳）

経過

3 年前、アルツハイマー型認知症の診断を受け療養病棟に入院。その後はほとんどベッドの上で生活している。
食事やトイレ、お風呂の時だけ起きて、ゆっくりゆっくり準備をして行動する生活をしている。

本人の特性（持てる能力、嗜好など）

○　手をつなぎ、杖を持てば移動はゆっくりではあるが行える。
○　難聴はあるが、会話で食事やトイレなどのやりとりは行え、声をかけると動作に移れる。
○　夏でも冬でも「寒い」と言って布団を沢山掛けている。
○　少し頑固なところがあり、説得しようとすると反対に意地になって話を聞いてくれなくなる時がある。

対話場面の数日前・当日の様子　▶ ケア提供者の考え

数日前の様子

・特に大きな変わりはなく過ごしていた。

▶ ケア提供者の考え

・前回の入浴でも「もっと入っていたい」と言っていた。ベッドで横になっていることが増えてるなあ。

当日の様子

・ベッドで横になって、うとうとしている。

▶ ケア提供者の考え

・最近、体の動作にかなり時間がかかるようになってきたし、トイレまでも時間がかかるから、あまり長湯になるとお風呂の後がとても疲れてしまう可能性がある。

対話場面

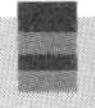

浴室

▷入浴日。お風呂に行こうと浴室に入り、体や髪の毛を洗った後、湯船につかっている。(普段からケア提供者2人で1人の患者さんの入浴介助を行っている。)

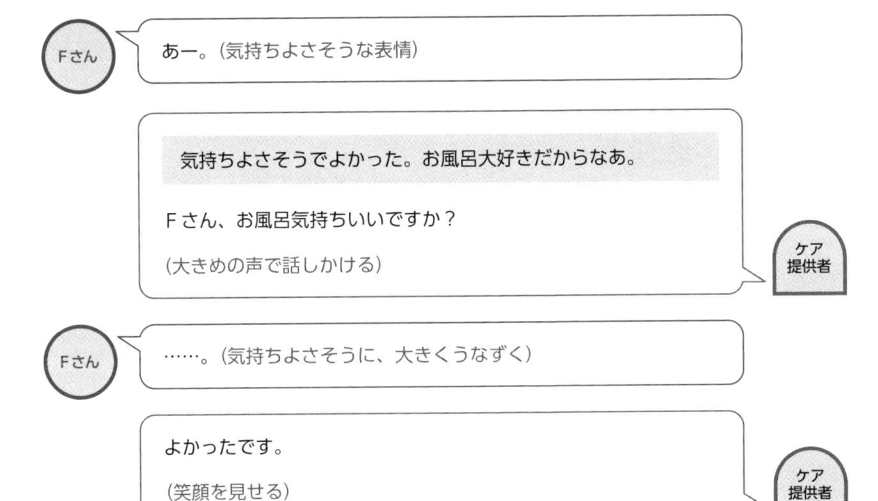

▷5分過ぎる。

そろそろ5分だな。

ケア提供者：Fさん、お風呂出ましょうか？

手がかり
本人の判断能力を把握し、時間配分を考慮して声掛けをする

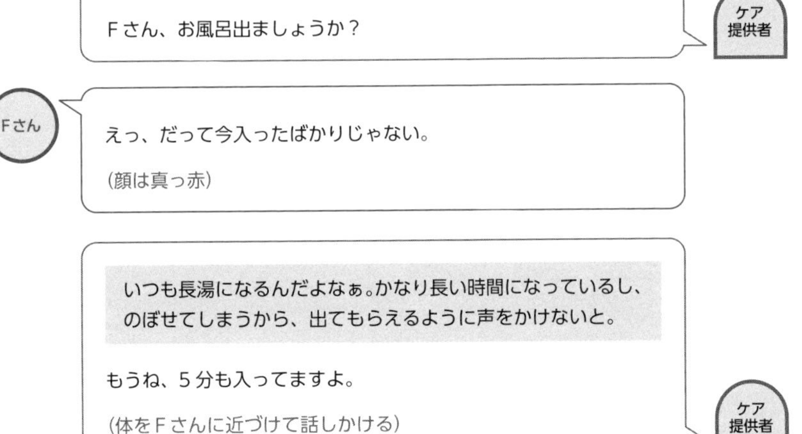

Fさん：全然体が温まってないのよ。
(ケア提供者の顔を見る)

顔が赤くなってるし、十分温まってるんだけどな。このままだとのぼせて、お風呂から出たと時に倒れてしまうかもしれない。あまり無理矢理にすると反対に意地になって出なくなるし…。

そうですか？　お顔が真っ赤ですよ。

ケア提供者

Fさん

まだよ。

（ちょっとふてくされた顔をする）

興奮すると危ない。お願いしてみよう。

（頼み込むように）

Fさん、出ましょうね。

ケア提供者

Fさん

いやよぉ。言ってるじゃないの、全然温まってないって。

（怪訝な表情）

うーん…、困ったなあ。
終わりを決めるように声かけをしてみよう。

じゃあ、あと30数えたらにしましょう。

ケア提供者

Fさん

わかったわよぉ。しょうがないわねえ。

あー、よかった。でも、湯船から出るまでは気が抜けない。

じゃあ、数えますね。1，2，3・・・・・・29，30！
Fさん、30数えました。出ますよ。

ケア提供者

Fさん

えっ？　もう出るの？　まだ温まってないのよぉ。

ここは湯船から出てもらわないと、後でかなり疲れてしまうかもしれない。
温まっていることを伝えてみよう。

（Fさんの手を取り、自分の手で体をさわってもらいながら）

そうですか、十分温まりましたよ。
ほら、Fさん、こんなに体が熱くなってるじゃないですか。
体もポカポカしてますよ。

ケア提供者

手がかり

もともとの性格をふまえて、無理強いと感じないような声かけを考える

手がかり

本人自身に自分の身体状況を自覚をしてもらうため、長湯のため顔が赤いことを伝える

手がかり

無理強いはせず、ケア提供者が譲歩することで本人と約束をする

手がかり

実際に声を出して約束の内容を一緒に確認してもらう

手がかり

自身の体が熱いことを手でさわって感じ取ってもらうことで伝える

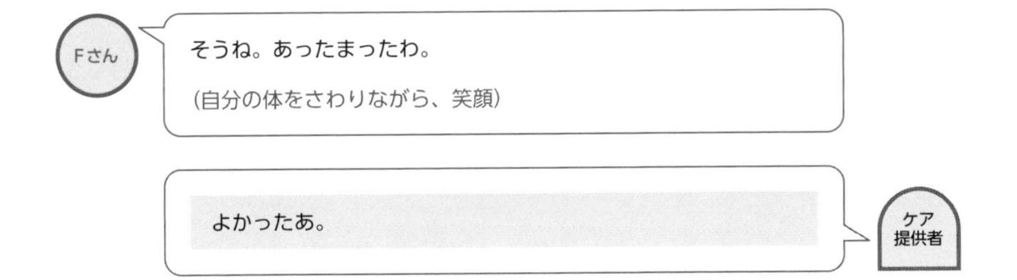

ケアチームによる共有

Fさんは湯船につかることはとても大好きなので、お風呂に入る時は湯船につかることは中止しない方法でいくことを共有した。しかし、長時間、湯船につかることは年齢的にも負荷がかかるので、時間配分を考えながら声をかけるようケアを行うことや、湯船から出る時は、自分の体の温かさを感じてもらうようにすることにした。

ケア提供者の振り返り

以前に、Fさんの思いを聞いてのぼせさせてしまった経験がありました。Fさんは普段から寒がりで、長湯の自覚がないので、こちらから声かけを頻繁に行わないとずっと湯船につかってしまう反面、あまり無理強いしてしまうと話を聞いてくれなくなるので、うまく湯船から上がってくれるのかが難しいことがありました。本人に確認を取りながら、温まったことを伝えることを心がけています。

(高 紋子)

本事例の総評

本事例では、Fさんの湯船につかるのが好きということを尊重しながら、温まった体にさわってもらうなどFさんが実感できる客観的な指標を用いたり、湯船から上がるタイミングを一緒に約束をするという対話の工夫がされています。Fさんは説得しようとすると反対に意地になって話を聞いてくれなくなるところもあるため難しい面もあったかと思いますが、これらの工夫を用いた無理強いしない促しによって、安全に入浴が行え、かつFさん自身も満足いく入浴ができたのではないかと思います。

(岩﨑孝子・川原美紀)

排泄

事例 7 「大きな声を出す」という行為で尿意を表現していたGさん

尿意をうまく伝えられず、大きな声を出すという行為で示していたGさん。本人の不快感やつらさを共感し、ニーズに応じたケアと対応をすることで大きな声を出さずに生活を送ることができるようになった事例です。

プロフィール

Gさん　80歳　男性
アルツハイマー型認知症（FAST 5）
要介護2

家族

45年前に妻と結婚
子どもはおらず、妻（76歳）と二人暮らし

経過

3年前から道に迷うことや物忘れが目立ち始め、アルツハイマー型認知症と診断された。
家では、排泄はトイレで行うが、時々失敗（間に合わずに失禁してしまうこと）があり、リハビリパンツを着用している。
排泄は10回/日程度。夜間は2回くらい起きて排泄される。
今回、肺炎加療目的で入院となった。内科的加療後、酸素化は改善し酸素投与は終了となり、抗生剤等を内服に切り替えているところであった。
入院7日目の朝に膀胱留置カテーテルを抜去した。歩行は安定しておらず、軽介助で車いすに移動が可能であった。
移動後に息切れを感じることがあり、尿器をベッドサイドに設置し、使うこともあった。

本人の特性（もてる能力、嗜好など）

- 65歳まで会社勤めをされ、退職後は趣味のカメラで花や風景などを撮影されていた。
- 気が弱い一面はあるが、穏やかな方であり、「怒っているところはほとんど見たことがない」と妻が話していた。
- 入院前は自分で撮影された写真を眺めて妻と話すことが日課だった。
- あまり社交的ではなく無口な性格。難聴はあるが、口元を見せてジェスチャーを交えながら説明すると理解することができる。

対話場面の数日前・当日の様子　▶ ケア提供者の考え

数日前の様子

・入院8日目より昼夜問わず大きな声を出すといった行動がみられるようになった。看護師はその都度対応していたが、大きな声を出す回数は増えており、抗精神病薬が開始となっていた。
・膀胱留置カテーテルは入院7日目の朝に抜去しており、時々排尿の訴えがあり、尿器を当てる姿を確認していた。しかし、尿器の尿量は100ccにも満たないようなこともあり、排泄は15回/日程度であった。
・食事摂取量や水分摂取量に変化はないようだが、看護記録上、排便は3日間見られず、排尿量が徐々に低下していた（入院7日目1000cc→入院10日目700-500cc/日）。

▶ ケア提供者の考え

・穏やかな性格であったGさんが、なぜ怒りっぽくなったのか。
・膀胱留置カテーテル抜去後より排尿量が低下している。大きな声を出す要因は、切迫した尿意を伝えたいのではないか。

当日の様子

・昼夜問わず大きな声を出すことは変わらない。
・夜勤からの申し送りでは、夜間から朝にかけて尿器を使い排泄を促しており、1 時間に 3-4 回程度尿器を当てていたが、あまり排泄がみられなかったようである。
・朝食は全量摂取されるが、夜間から朝にかけて排便も認めなかった。
・ベッドに端座位になったり、ベッドサイドに立とうとしたりと、落ち着かない様子がある。

▶ ケア提供者の考え

・膀胱留置カテーテル抜去後であるため、落ち着きのない様子も尿意や便意のサインなのだろうか。尿意や便意を他者に的確に伝えられず、尿器の使用方法に戸惑い、十分に排泄できなかった可能性がある。また、高齢男性で膀胱留置カテーテル抜去後であることから、前立腺肥大による排尿困難、活動性低下に伴う便秘も排泄に影響をもたらすのではないか。
・Gさんと看護師との関係性が不十分のまま、看護師が排泄のアセスメントやケアをすることにGさんには抵抗があると考える。看護師は、清潔ケア時にGさんにとって快な状態を増やしながら関係性を構築し、腹部状態をアセスメントし対応しようと考える。

対話場面

G さんの病室

▷本人がベッド上で起き上がったり、横になったりを繰り返されている。10 分前に尿器で排泄したが、50cc程度の排尿である。
▷ケア提供者は、清拭用のタオルを持ってGさんの部屋に行こうと廊下を歩いている。

Gさん：おーい、おーい。
(眉間にしわをよせ、大きな声で叫ぶ)

ケア提供者：
> 大きな声で誰かを呼ばれており、何か伝えたいことがあると考えられる。ケアを通して何を求めているか確認していこう。

(G さんに近づき、本人の視界に入り、視線を合わせてゆっくりとあいさつする)
こんにちは。Gさん、看護師の○○です。どうされましたか？

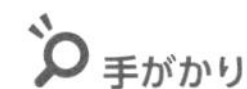

急に話しかけることにより本人が驚かないように、視線を合わせて話しかける

Gさん：？！
(いったん声を出すのをやめて、
えっ？というような表情で看護師を見つめる)

> Gさんは一度大きな声を出すことをやめて、こちらを向いている。ケア提供者が声をかけたことへの不快感はなさそう。
> やはり、何か助けを求めていたのではないか。
> 表情や様子から不快の有無を確認しよう。

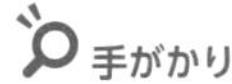

表情や様子から不快の有無を確認する

まずは､大きな声で呼んでいたけれども､すぐに対応できなかったことを丁寧に謝ろう。

ケア提供者

> 手がかり
> 不快な思いをしていたであろうことを予測し、興奮につながらないよう関わる

Gさん

……。

(いったん声を出すのをやめて、ケア提供者を見つめる)

なかなかお話しできず、すみませんでした。

(Gさんの頭の位置に顔を近づけて、頭を下げる)

ケア提供者

Gさん

……。

(うなずき。ベッドに端座位になり、じっと看護師を見つめる)

Gさんの思いに対応できなかったことへの謝罪の思いは理解してもらえたのではないか。
じっと見つめる表情から、コミュニケーションを受ける準備はできていると思った。Gさんが伝えたいことをキャッチできるように観察しながら、コミュニケーション方法の工夫が必要そう。ケアの同意の際には視覚的に訴えかけてみようかな。

体をさっぱりさせましょう。体拭きをしましょうか。

(ビニール袋に入ったタオルをGさんの視界に入るように持ち上げて見せる)

ケア提供者

> 手がかり
> 伝えたいことが何なのか、ケアを通して探ろうとする

Gさん

……。(じっと看護師を見つめ、ちいさくうなずく)

Gさんがうなずいてくれている｡ケアの了承が得られたのかな｡
Gさん自身で脱衣などの体拭きの準備を始められるのを待ちながら、ケアを提供しよう。

ケア提供者

> 手がかり
> 本人のうなずきから、ケアの受け入れを確認し、こちらの問いかけへの理解状況についても査定する

Gさん

……。(端座位のまま、黙ってパジャマを脱ぐ)

Gさんの協力が得られたため、ご本人でできる部分はご本人にしていただこう。

背中から拭きますね。

(再度タオルをGさんに見せ、自分の背中を指さしジェスチャーを交えながら伝える)

ケア提供者

> 手がかり
> 本人の持てる力を活かすようケアを行おうとする

Gさん

……。(軽くうなずく)

ケア提供者

Gさんが見えない部分のケアは、短いことばで伝わりやすいように実況中継をしてみよう。

背中から拭きますね、少し熱いですよ。

（背中を拭き終えてから）

胸とお腹を拭いていただけますか？

（タオルを見せ、タオルを渡す）

> **手がかり**
> 本人の不安につながらないように、本人に見えない部分のケアについて、事前に理解しやすい短い言葉で説明する

Gさん

……。（うなずき、お腹と胸を拭く）

▷ケア提供者が上半身のパジャマの着衣を手伝い、上半身の清潔ケアを終了する。

ケア提供者

尿が少しずつしか出ていないし、Gさんもしっかり出ているような感じがしていないかもしれない。
お小水のことを聞いてみよう。

最近、尿器を当てていることが多いですね。
お小水がしっかり出ていますか。

（尿器を見せる）

> **手がかり**
> ケアを通して意思疎通が図れてきたタイミングを見計らい、身体的な不調について確認する

Gさん

……。（ベッドで座っている。黙ったまま、うなずかない）

ケア提供者

これまでうなずいてくださっていたのに、うなずかない。
尿のことが気になっているのではないか。
Gさんの困りごとは、ここにあるように思う。
このタイミングで、Gさんに確認してみよう。

お腹の様子を見せていただけますか？
（Gさんの下腹部を指で指す）

ベッドに横になっていただけますか。

（ベッドを触り、横になるようなジェスチャーを行う）

> **手がかり**
> これまでの反応との違い、うなずきがないことから、本人の抱える問題・ニーズを探ろうとする

Gさん

横になるの？（ベッドに横になる）

ケア提供者

（うなずきながら）

ズボンを下げさせていただきますね。失礼します。

（と伝え、下腹部を観察する）

お腹が張っているように思います。
少し触らせてもらってもよろしいでしょうか？

（ケア提供者自身の腹部を示すようなジェスチャーを交え、Gさん

> **手がかり**
> 触診と併せて、本人の険しい表情からも、苦痛の状況を捉え、これから行う看護師の行動を伝える

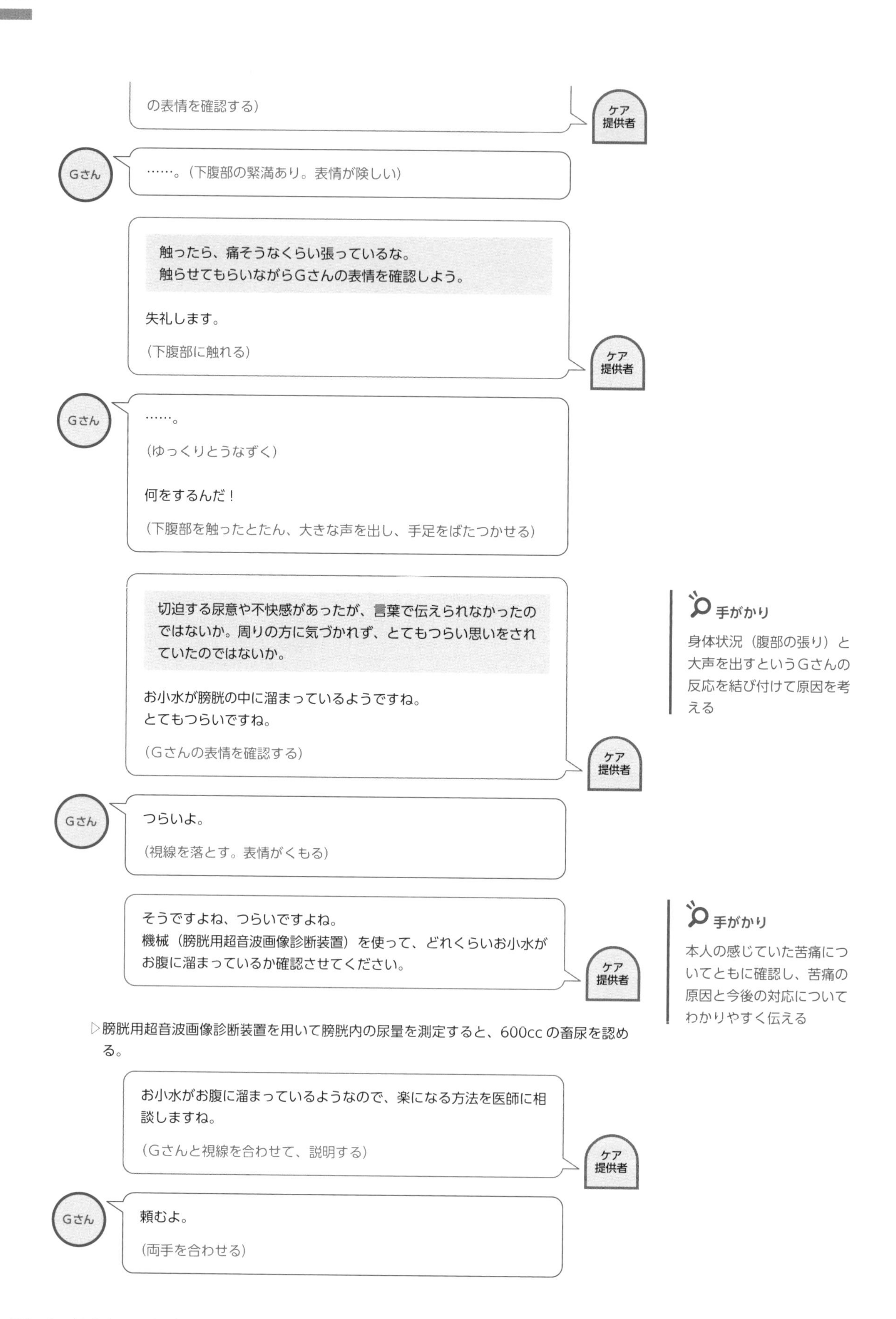
の表情を確認する）
ケア提供者
Gさん
……。（下腹部の緊満あり。表情が険しい）
触ったら、痛そうなくらい張っているな。
触らせてもらいながらGさんの表情を確認しよう。
失礼します。
（下腹部に触れる）
ケア提供者
Gさん
……。
（ゆっくりとうなずく）
何をするんだ！
（下腹部を触ったとたん、大きな声を出し、手足をばたつかせる）
切迫する尿意や不快感があったが、言葉で伝えられなかったのではないか。周りの方に気づかれず、とてもつらい思いをされていたのではないか。
お小水が膀胱の中に溜まっているようですね。
とてもつらいですね。
（Gさんの表情を確認する）
ケア提供者
手がかり
身体状況（腹部の張り）と大声を出すというGさんの反応を結び付けて原因を考える
Gさん
つらいよ。
（視線を落とす。表情がくもる）
そうですよね、つらいですよね。
機械（膀胱用超音波画像診断装置）を使って、どれくらいお小水がお腹に溜まっているか確認させてください。
ケア提供者
手がかり
本人の感じていた苦痛についてともに確認し、苦痛の原因と今後の対応についてわかりやすく伝える
▷膀胱用超音波画像診断装置を用いて膀胱内の尿量を測定すると、600ccの畜尿を認める。
お小水がお腹に溜まっているようなので、楽になる方法を医師に相談しますね。
（Gさんと視線を合わせて、説明する）
ケア提供者
Gさん
頼むよ。
（両手を合わせる）

本当につらかったんだな。
これで大声を出していたんだな。

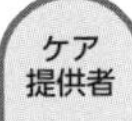

▷これまでの経緯を医師に報告し、導尿。600cc の排尿あり。
▷Ｇさんの眉間のしわは消失。穏やかな表情になる。

ケアチームによる共有

適切かつ丁寧なアセスメントにより、Ｇさんの訴えに対して、問題解決となった。また、大声への対応として処方されていた抗精神病薬の中止についてもチーム内で検討することになり、不要な薬物への対処にもつながった。

ケア提供者の振り返り

精神症状として捉えられていた「大声」は切迫する尿意だったのではないでしょうか。認知症高齢者は尿意や便意を的確に他者に伝えられないことがあります。コミュニケーション方法を工夫し、信頼関係を構築するとともに、言語で的確に伝えられないがサインを送り続けているご本人の思いをキャッチし、不快な症状を取り除けるように心がけなくてはならないと思います。

（小栗智美）

本事例の総評

大声の原因は何か、どこからくるものかをケアを通じて探ることで、原因にたどり着くことができたのだと思います。本事例では、大声の原因を探る一助として、排尿回数や尿量などの情報を活用することができていました。

また、Ｇさんの腹部を観察する際に、急に行うのではなく、不安を覚えないように自然な流れで観察することができています。その結果Ｇさんが抵抗感を示すことなくスムーズに観察できたことで、苦痛の要因にたどり着き、苦痛を軽減するケアにつなげられたのではないかと思います。

（高 紋子・山縣千尋）

排泄

事例 8 尿意・便意の明確な訴えがない状態から、日中の失禁減少や便秘の改善につながったHさん

大腿骨転子骨折による観血的整復固定術後、膀胱留置カテーテル抜去後に尿意・便意の訴えがなく、おむつ内での失禁状態であるHさん。Hさんに初めてトイレへの誘導を行った際の対話からトイレでの排泄行動に対する受け入れが良好となり、日中の失禁減少や便秘の改善が認められた事例である。

プロフィール

Hさん　86歳　女性
アルツハイマー型認知症（FAST 6d）
関節リウマチ、糖尿病、パーキンソン病
要介護4

家族

夫は20年前に他界
息子が2人

経過

住宅型有料老人ホームに入居しており、デイサービスを週6回利用していた。
デイサービス利用中、トイレから戻る途中に押し車ごと転倒した。
疼痛のため病院を受診、左大腿骨転子部骨折と診断され、緊急入院となり手術を行った。

本人の特性（持てる能力、嗜好など）

○ デイサービスで人と話をすることが好き。
○ 散歩、読書、音楽が好きであった。甘い食べ物が好き。
○ 入院前は、トイレで排泄が可能であった。
○ 社交的な人柄で、傍にスタッフがいると落ち着き安心している様子がある。

対話場面の数日前・当日の様子　▶ ケア提供者の考え

数日前の様子

・入院翌日に大腿骨転子部の観血的整復固定術を行った。
・術後はせん妄、転倒・転落リスクが高いことから、ベッド上では抑制帯による身体拘束がされていた。
・日中、夜間ともにおむつ内に失禁があり、おむつ交換時には、仙骨から尾骨にかけて発赤が認められた。
・日中の覚醒時に尿意・便意を確認するが、あいまいな返答であった。
・入院後から便秘傾向のため、酸化マグネシウムにて排便コントロール中であった。

▶ ケア提供者の考え

・膀胱留置カテーテル抜去後、Hさんから尿意の訴えは聞かれていないが、入院前はトイレで排泄ができていたので、排泄パターンを把握しながら、トイレ誘導を行うことはできるのではないだろうか。
・トイレ誘導によって、おむつ内での失禁が減少することで、褥瘡予防につながる。
・トイレでの排泄は、爽快感をもたらし、快の感情に働きかけることができるのではないだろうか。
・トイレで排泄ができたことを肯定的にフィードバックすることで、自尊心の向上やHさんの尊厳を尊重することにもつながる。

当日の様子

・車いすへの移乗が、数日前より可能となり、朝食後に車いすに座っている状態である。
・入院後、まだ、トイレでの排泄は実施したことがない。H さんからトイレへ行きたいという訴えは聞かれない。

▶ ケア提供者の考え

・数日前より、車いすへの移乗が介助にて可能となったことから、トイレへの移乗も介助すれば、可能である。
・尿意・便意は曖昧であるが、トイレに座る習慣を大切にし、排泄誘導していけば、失禁が減少するのではないだろうかと考える。

対話場面

H さんの病室

▷ H さんは少しぼーっとして、前方を見ている。

ケア提供者

朝食後、少しぼーっとしている様子なので、覚醒を促し、生活リズムの調整のためにも朝の時間である声かけを行い、車いすに乗車できていることを伝えよう。

おはようございます。朝御飯はもう食べられたんですね。朝からしっかり車いすに座られて凄いですね。

Hさん

朝御飯は食べました。
足が痛いけど、看護師さんが車いすに座らせてくれました。

（痛そうな表情あり）

ケア提供者

離床に伴う、創部の痛みが強いようなので、苦痛緩和のために、痛み止めを飲むことを提案してみよう。

痛みは、まだ手術の後なので、ありますよね。痛みが強いようでしたら、痛み止めを飲むことができますよ。

> **手がかり**
> ケアの前に本人の気がかりである疼痛緩和を行い、身体面を整える

Hさん

痛み止めをもらいたいです。

ケア提供者

鎮痛薬内服後、痛みの状況を観察し、緩和しているようであれば、トイレに誘ってみよう。

▷鎮痛剤を服用。

Hさん

痛みがなくなるかしら。（不安そうな表情）

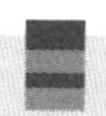

Hさんの病室（1時間後）

痛みの具合は、どうですか？

ケア提供者

Hさん

少しはいいみたい。（少し笑顔がみられる）

さっきより、痛みが緩和している表情だなあ。

よかったです。
また、痛みについて教えてくださいね。

鎮痛薬の内服により、痛みが軽減している発言や表情があるので、今のタイミングなら痛みをあまり感じることなくトイレに行くことができるかもしれない。

トイレに行きたい感じはありますか？
車いすに移ることができるようになったので、トイレに行ってみませんか？

ケア提供者

手がかり
痛みが軽減したタイミングを見計らってケアを進める

Hさん

あんまり、トイレに行きたい感じはしないけど、行ったら、でるかもしれないけど、わからない。（不安な様子）

尿意や便意をあまり感じていないため、トイレに行きたいという気持ちはなさそうだが、トイレに行くことは嫌ではなさそうなので、トイレに誘ってみよう。
入院後、初めてのトイレなので、安心して行けるように声をかけよう。
もし、本人が嫌そうな表情があれば、無理に誘うのはやめよう。

出なくても気にしないでくださいね。
移動もお手伝いするので、安心してください。
トイレに行くことが足の運動にもなるので、とてもいいことですよ。
それに、もし出れば、すっきりしますよね。

手がかり
無理強いはせず、本人の意思を十分に確認してからケアの提案をする

手がかり
本人が抱いている不安を軽減するため、解決できる方法を具体的に提案する

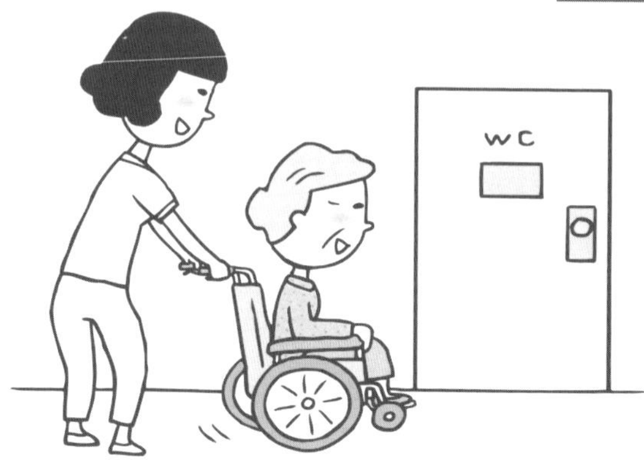

Hさん

手伝ってもらえるのなら、よかった。

（安心した様子がみられる）

トイレの移動が心配だったようなので、安心して、移動できるようにしっかり声をかけて、わかりやすく移動の方法を説明して、援助を行おう。

ケア提供者

▷トイレへ車いすで移動する。

トイレ

なるべく安心してもらえるように声かけを行い、Hさんが混乱しないように落ち着いて援助していこう。

ゆっくり移動しましょうね。

ケア提供者

Hさん

でも、本当に大丈夫かしら。できるのかしら。

（また、不安そうな様子）

痛くない方の足、こちらの足にしっかり力を入れて立ってくださいね。私もしっかり支えるので、一緒に頑張って移動しましょう。

ケア提供者

手がかり

疼痛がなるべく生じないような移動方法を提案する

Hさん

はい。頑張ります。

（笑顔あり）

それでは、1，2，3、で一緒に立ちましょう。

ケア提供者

Hさん

痛い、痛い。

（移乗時、体全体に力が入り、目を閉じて少し混乱した様子）

もう、便器に座ったので、安心してくださいね。

ケア提供者

Hさん

よかった。移動できたんですね。

頑張って移動できましたね。
足にもしっかり力が入っていましたよ。

ケア提供者

手がかり

本人ができていることをわかりやすいよう具体的にフィードバックする

▷ Hさん、3分程度座っている

ケア提供者：
（便座に座った後）

おなかに力をいれてみてましょうか。

Hさん：
便がでてきてるみたい。

（力を入れているようで、少し苦しそう）

ケア提供者：
排便の感覚はあるようだ。意図的にトイレで排泄をしていくことで、尿意・便意を取り戻せるかもしれない。

すっきりして、気持ち良かった快の感情をフィードバックするように声かけを行うことで、また次につなげられるかもしれない。また、疼痛や下肢筋力低下により、トイレへの移動が本人にとって大変な状況であることから、移動できたことを一緒に喜び、頑張っていることを労おう。

本当ですね。便がでましたね。おしっこも少しでましたね。よかったですね。頑張って移動してよかったですね。

手がかり
本人が感じている心地よさの感覚を共有する

Hさん：
本当にお腹がすっきりしました。
トイレに移るのは、痛くて大変だったけど、手伝ってもらって、よかった。嬉しいです。

（スッキリした様子）

ケア提供者：
尿意・便意が曖昧な状態だが、本人が少しでも気持ち悪さを感じたり、尿意があった場合、いつでも言ってくださいねと伝えることで、トイレに行くことへの遠慮をなくしてもらいたい。

トイレは遠慮せず、おむつが気持ち悪いと感じたり、少しでも行きたい感じがしたら、いつでも教えてくださいね。

Hさん：
はい。また、お願いします。悪いね。

ケア提供者：
やはり遠慮もあるのだな。
トイレに行きたいという思いを大事に、発言だけではなく、表情や仕草なども注意して関わりを続けていこう。

トイレでできると、おむつが汚れないからおしりの皮膚にもとてもいいですよ。
こちらからも、トイレの声かけをしますね。よろしくお願いします。

手がかり
トイレで排泄することについて具体的なメリットを伝える

Hさん　わからないから、よろしくね。

▷日中の失禁の回数は徐々に軽減し、排便は２日に１回、トイレにて自然排便がみられるようになった。

ケアチームによる共有

排泄日誌を活用し、日中はできるだけ、トイレにて排泄ができるように援助していくことを共有した。

ケア提供者の振り返り

術後、膀胱留置カテーテル抜去後はおむつを使用し、失禁状態でした。入院前はトイレで排泄ができていたことから、排泄パターンを把握しながら、トイレ誘導にて排泄ができるのではないかと考えました。Ｈさんは、排泄感覚があまりなかったため、訴えは聞かれませんでしたが、トイレ誘導にて拒否はみられず、トイレに行くことができました。術後、疼痛によりトイレへの移乗は大変そうでしたが、自然排尿・排便による爽快感が、快の感情に働きかけることにつながったと考えます。移乗による疼痛が強い場合、Ｈさんの苦痛となり、それが原因でトイレへの拒否にもつながる可能性が考えられるため、疼痛緩和を行った状況でのトイレ誘導を行うことが重要でした。

（福島昌子）

本事例の総評

手術後から失禁状態にあるＨさんに、初めてトイレ誘導を行った際の対話場面です。トイレでの排泄を促す前に、疼痛コントロールを十分に行った上でＨさんに提案をしていること、また、トイレでの排泄への不安に対して一つひとつ説明を行い、かつトイレでの排泄のメリットを伝えていったことが、Ｈさん自身がトイレで排泄してみようという気持ちにつながっています。

ケア時にも疼痛が生じないよう留意しながら行い、Ｈさんができていることをフィードバックしたり、トイレでの排泄が行えたことを一緒に喜ぶことを通して、排泄行動へのつらい気持ちを残さないように「対話」を重ねています。そして、Ｈさん自身、成功体験として感じられたことが、その後の排泄状況（失禁や便秘）の改善につながっていった事例です。

（岩﨑孝子・川原美紀）

着衣・脱衣

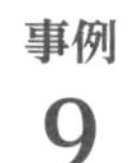

事例9 関心のある声かけとゆっくり丁寧なケアが安心につながり、好みの服に着替えができたⅠさん

入院して間もないⅠさんは、それまで伝えられていた自分の思いを伝えられなくなり、表情も険しく不安な様子が続いていた。ご家族の名前や、好きだったことを手がかりにⅠさんに声をかけることで、安心して排泄・清潔のケアを受け、更衣時に服装の希望を伝えることができた事例である。

プロフィール

Iさん　82歳　女性
前頭側頭葉型認知症（FAST 6）

家族

夫（85歳）　糖尿病　下肢手術目的入院
長女（45歳）　大学教員
夫と長女の三人暮らし

経過

自宅で主に夫の介護を受け療養していたが、夫の入院をきっかけに認知症療養病床に入院した。
入院して4日と浅く、夫がいないことや環境の変化などから不安が強く、表情も険しい状況だった。

本人の特性（持てる能力、嗜好など）

- 家族の話をすると、穏やかな表情になる。
- 家で華道を教えながら、子育てや家事を楽しんで生きてきた。
- 認知症になってからもきれい好きで、室内にお花があると表情が穏やかになる。
- 入院前は夫と庭でお花を育てるのを楽しみにしていた。日常生活は夫を頼りにして、サポートを受けながら送ることができていた。

対話場面の数日前・当日の様子　▶ ケア提供者の考え

数日前の様子

- 入院後、夫や長女の姿を探し、何をするにも落ち着かない様子。
- 病棟看護師が何を促しても「お父さん」と呼んでいた。

▶ ケア提供者の考え

- 日勤は同じケア提供者が担当してIさんに顔を覚えてもらったり、少しでも慣れるようにしよう。
- これまでIさんが夫や長女に伝えていたようには、Iさんの気持ちがケア提供者に伝わっていないのかもしれない。
- 家ではどのようにお世話をされていたのか、その工夫などがあれば取り入れてみよう。夫や長女から情報収集してみよう。

当日の様子

- ベッドで落ち着かない様子。
- 入院後、排便がなかったため下剤を飲んでいる状況であり、朝食後にトイレまで誘導して促したが排便はなかった。

▶ ケア提供者の考え

- 昨晩下剤を飲んでいるので、そろそろトイレに行きたくなる頃ではないだろうか。
- しかし、まだ入院による環境の変化にも慣れていないので、うまく伝えられないのかもしれない。

対話場面

Iさんの病室

▷Iさんは、ベッドで落ち着きなく、からだを半分起こしたり、寝たりしている。表情は険しく、眉間にしわを寄せている。
▷ケア提供者は排便状況を確認するため訪室。

ケア提供者

便のにおいがする。おむつ内に失禁しているかもしれない。

Iさん、お通じが出たようですね。

（ベッドサイドに立ち、Iさんの目を見ながら話しかける）

Iさん

……。

（目をそらして、眉間にしわを寄せている）

ケア提供者

不快で落ち着かない気持ちがあるのだろう。
恥ずかしさもあるのだろうか。
早くおむつ交換をして不快感を取り除こう。
もう少し早く気づければよかった。

Iさん、お下を拭いてきれいにしましょう。すっきりしますよ。

> **手がかり**
> 清潔ケアを行うことを伝えることにより、爽快感を得られることを伝える

Iさん

……。

（表情はより険しくなり、眉間にしわを寄せている）

ケア提供者

Iさん、ちょっと見せてくださいね。

（声をかけながら、ズボンに触れる）

Iさん

いや、いや、お父さん！
○○ちゃん！（娘の名前）

（と、叫ぶ）

▷ケア提供者が衣類に触れると、Iさんはベッド柵を握って体を半分起こそうとして側臥位になる。

いつも、身の回りのケアをしている夫や長女の声掛けや手の感触とは違うのを、敏感に感じているのかもしれない。
声をかけながら衣類に触れたけれど、叫んでいるのは不快と不安な気持ちの表れなのだろう。
それに、ご家族ではない見知らぬ人から「何をされるかわから

> **手がかり**
> ケアへの不安があると考え、動作前に説明することが安心につながるよう声かけするよう考える

ない」と感じていたら、余計に不安や恐怖が増してしまうかもしれない。
一つひとつの動作について細やかに声かけをしよう。まずは、不安を与えないように目を見て、ゆっくり声かけをしよう。

Iさん、お通じがあってよかったですね。

ケア提供者

Iさん

……。

(眉間にしわを寄せながら、じっと見ている)

安心して更衣を任せられるように、側臥位の顔が向いている方に移動し、まずはIさんの目を見ながら、手をそっと握って声をかけてみよう。

お着替えをしましょうか。

(Iさんの手をやさしく握り、目を見る)

ケア提供者

手がかり

自分のそばにいる人が誰なのかがわかり安心できるようにするため、顔が見える位置に立ち、手を握り、非言語的コミュニケーションをとる

Iさん

……。

(目を合わせず、眉間にしわを寄せじっと壁を見ている)

Iさんが安心できるように、私が誰なのかもう一度伝えよう。

私は看護師の○○です。
Iさんのお着替えを手伝わせてくださいね。お身体をきれいにしましょう。

ケア提供者

手がかり

本人が安心できるように、ケア提供者は自分が誰なのか、これから何をしようとしているのかを伝える

Iさん

……。

(目を合わせたりそらせたりしながら、眉間にしわを寄せている)

このまま、Iさんの目を見ながら、手をそっと握って落ち着くのを待とう。

ケア提供者

手がかり

本人にとって見知らぬ存在であるケア提供者が、本人を脅かす存在ではないと感じられるように、少しの間手を握って不安を軽減する

Iさん

……。

(眉間にしわを寄せながら、ケア提供者をじっと見ている)

(目が合ったタイミングで、握った手に少し力を込めて優しく声をかける)

Iさん、しばらく出ていなかったお通じが出ましたね。よかったですね。

手がかり

視線が合ったことで本人が状況を認識したと判断し、ケアを継続する

おなかは少し楽になりましたか？

（握っていた手を放し、おむつ交換の準備をはじめる）
（Iさんの目を見ながら）

Iさん、お下をきれいにするお手伝いをさせてくださいね。
大丈夫ですよ、手はここに置いてくださいね。

（ベッド柵をつかんでいた手をIさんの胸のあたりに、そっと誘導する）

ケア提供者

Iさん

お父さん…。
○○ちゃん（娘の名前）…。

（ベッド柵から手を放し、手はケア提供者が誘導した胸のあたりにおいている）

さっきより、声が穏やかになっていることから、少し不安が軽減しているようだ。しっかり目を見ながら、一つひとつ動作について声をかけよう。
「お父さん、○○ちゃん」を呼んでいるので、ご家族のことや好きなお花のことを思い出すことで、気持ちがほぐれるかもしれない。
そうだ、好きだったことを手掛かりに声をかけてみよう。
表情が穏やかで、気持ちが落ち着いている時に、好きなことを思い出してもらえるとうれしいな。
お花が好きだという情報があったので、好きだったことを手掛かりに声をかけてみよう。

今日は天気がよいので、庭のお花を見に行きませんか？

ケア提供者

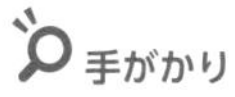

手がかり

声色や様子から気持ちを推測し、本人が安心できるような働きかけを考える

手がかり

本人の好きなことを話題にして、不安の軽減に努める

Iさん

もう、お花咲いてるの？

（うれしそうな表情になる。眉間のしわが少し穏やかになる）

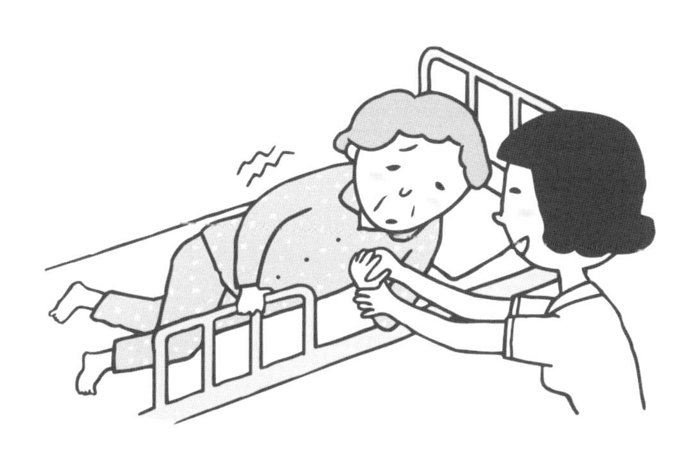

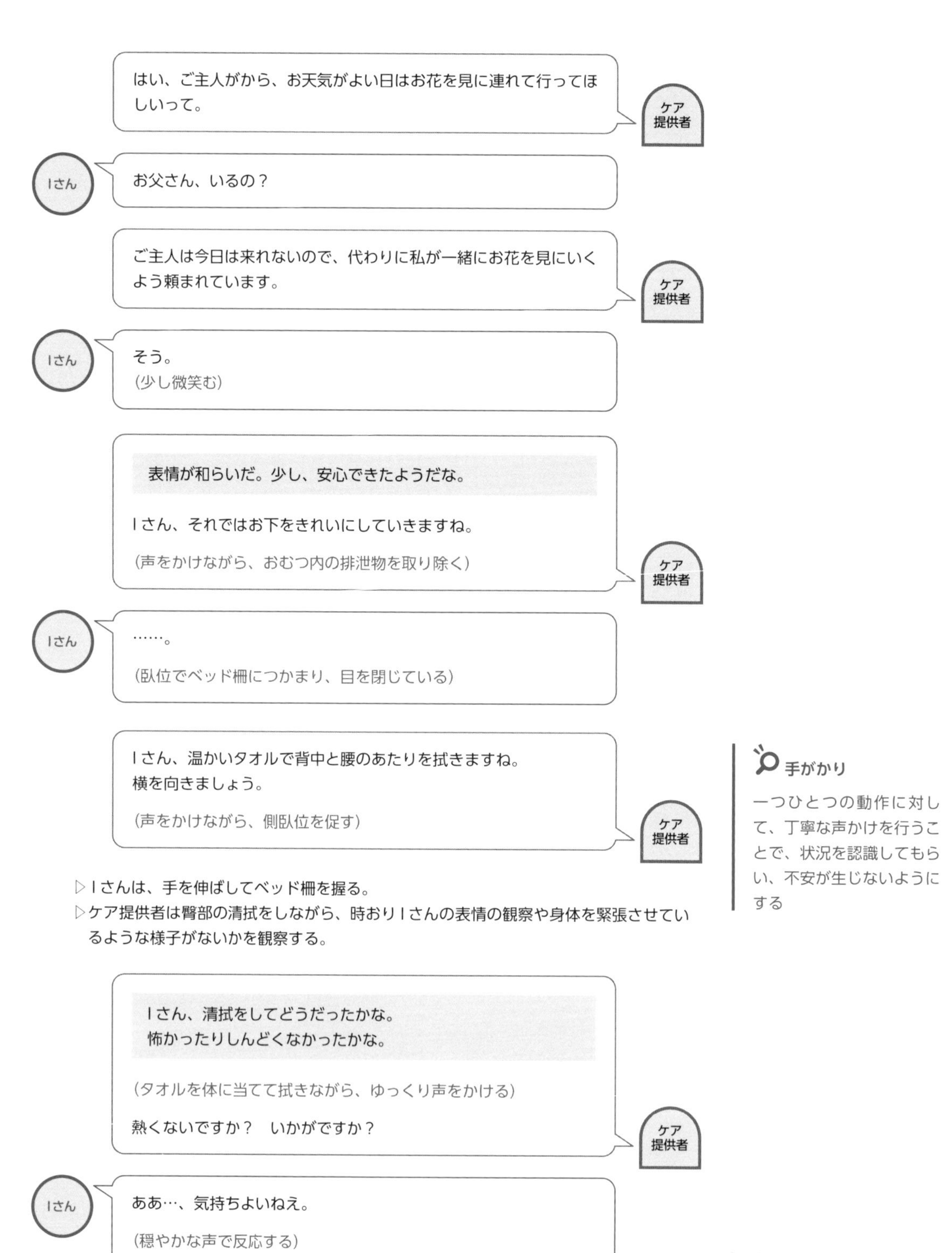

ケア提供者：はい、ご主人がから、お天気がよい日はお花を見に連れて行ってほしいって。

Iさん：お父さん、いるの？

ケア提供者：ご主人は今日は来れないので、代わりに私が一緒にお花を見にいくよう頼まれています。

Iさん：そう。
（少し微笑む）

ケア提供者：
表情が和らいだ。少し、安心できたようだな。

Iさん、それではお下をきれいにしていきますね。

（声をかけながら、おむつ内の排泄物を取り除く）

Iさん：……。
（臥位でベッド柵につかまり、目を閉じている）

ケア提供者：Iさん、温かいタオルで背中と腰のあたりを拭きますね。
横を向きましょう。

（声をかけながら、側臥位を促す）

手がかり
一つひとつの動作に対して、丁寧な声かけを行うことで、状況を認識してもらい、不安が生じないようにする

▷Iさんは、手を伸ばしてベッド柵を握る。
▷ケア提供者は臀部の清拭をしながら、時おりIさんの表情の観察や身体を緊張させているような様子がないかを観察する。

ケア提供者：
Iさん、清拭をしてどうだったかな。
怖かったりしんどくなかったかな。

（タオルを体に当てて拭きながら、ゆっくり声をかける）

熱くないですか？　いかがですか？

Iさん：ああ…、気持ちよいねえ。
（穏やかな声で反応する）

きれいになって気持ちよかったですね。

よかった。安心してケアを受けてくれてよかった。

手がかり
ケアにより快の感覚を持ったことを言葉に出して伝え共感することで、次のケアにつながるようにする。

娘さんがお花見に行く服を持ってきてくださったので、着替えましょうか。

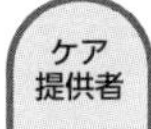

▷ケア提供者は、いくつかの服をIさんの手元に持っていく。
▷Iさんは服をじっと見て、花柄の服を指さして選ぶ。

素敵ですね。
(微笑みながら、Iさんの目を見る)

ケア提供者

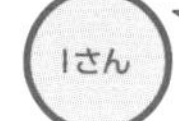

そう、素敵でしょ。
(ニコッと笑う)

ケアチームによる共有

・険しい表情や落ち着きのない様子は、不安や不快感の意思を伝えている。
・家族の名前や好きなお花など、関心のある声かけをしながら、丁寧にゆっくりと説明しながらケアを行うことが、Iさんの安心につながる。

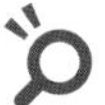

ケア提供者の振り返り

Iさんの険しい表情や落ち着きのない様子は、入院して家族と離れた不快感や不安があったと考えられました。少しでも安心してケアが受けられるように、目を見て、一つひとつ丁寧に言葉かけを行いました。ご主人や娘さんの名前を出したり、好きだったことを手掛かりに声をかけると表情が穏やかになったと思われます。

入院して間もないIさんであるからこそ、Iさんが普段どのように自分の意思を伝えていたのか、または、ご主人や娘さんがキャッチしていたのかを理解できていたら、Iさんのサインや日常生活リズムに合わせて、ケアすることができたのではないかと考えた事例でした。

(川添恵理子)

本事例の総評

高齢者や認知症患者にとって、入院という新しい環境での生活は特に不安が大きくなるといえます。この事例におけるIさんとの対話場面では、不安の表情や言動がみられている際に、丁寧にゆっくりと一つひとつ説明しながら声をかけることや、家族やお花が大好きだという情報を「対話」に取り込み、Iさんが関心を持てる声かけによりケアを行ったことで、Iさんは安心した様子でケアを受けることができました。また、自らの意思で着たい服を選ぶという関わりが本人の思いの尊重となり、QOLの維持・向上へとつながると考えられます。

(高 紋子・山縣千尋)

着衣・脱衣

事例 10 持てる力を発揮して清拭や更衣を行うことができたＪさん

食事介助や清潔ケアを拒否されるＪさん。疼痛やその他の苦痛症状は確認できず、ケアを拒否される原因がわからなかったが、Ｊさんの自立心や自尊感情を捉えた関わりにより、Ｊさんの拒否的反応の増強がなく更衣を進められた事例である。

プロフィール

Ｊさん　86 歳 女性
アルツハイマー型認知症（FAST 5 ～ 6）

家族

夫（87 歳）　ともに施設に入居中
娘夫婦　近隣に住んでおり、時おり施設に面会に来ている。今回入院している病院にも近い

経過

75 歳頃から物忘れが始まった。
77 歳頃から、最寄りのスーパーまでの往来で道に迷うようになり、アルツハイマー型認知症の診断を受けた。
それまでＪさんの家事を補う形で日常生活のことを行っていた夫が自宅で転倒し、腰椎圧迫骨折。それまで行っていた家事などが行えなくなった。
84 歳頃から ADL が徐々に低下し、身体的な介護量が増えてきたため、夫婦で有料老人ホームに入居した。
今回、食欲低下の後、発熱がみられたため、誤嚥性肺炎疑いにて病院に入院となった。

本人の特性（持てる能力、嗜好など）

- ADL：時間を要するが、食べ物を一口大にしてもらうなどの介助を受けながら自分で食事をとることができる。
- 性格：娘の話によると、周囲への面倒見がよく、よく近くにいる人のことを手伝おうとする。
- 施設では食事の際に隣の席の入居者の食器を片付けようとしたり、机を拭いたりと、世話好きである。
- 自立心が高く、自分のことができないと落ち込むような様子がみられることがある。

対話場面の数日前・当日の様子　▶ ケア提供者の考え

数日前の様子

・入院中は微熱が続き活気がなく、ケア提供者がベッド上で清潔ケア・更衣を実施し、トイレは車いすで誘導していた。
・徐々に活気が戻り、家族の面会時は夫を気遣う様子も見られ、穏やかに過ごしていたが、清潔ケアの際には毎回、「やめてよ！」「そんなことしなくていい！」と言って強く拒否され、ケア提供者二人でケアを実施していた。昨日は、拒否が強く、実施を見送っていた。
・絶飲食と点滴による治療を行い、経過良好であったため、飲水から開始し、その後食事も再開していた。

▶ ケア提供者の考え

・介助を受けながら食事をしていたという申し送りを聞いているが、どの程度の介助が必要なのだろうか。
・面会に来てくれた旦那さんや娘さんにも、「ご飯を食べているの？」と聞いていたという。しっかり者の母親だったのかな。

当日の様子

・朝食のためにケア提供者が誘導して自室内の椅子に移動してもらい、準備をする。
・配膳された食事を自ら食べる様子がないため、ケア提供者が声をかけながら朝食をとる。
・ケア提供者がスプーンで介助すると、数回に一度口を開けて摂取したが、拒否をすることが多い。そのため、おかずをすくったスプーンを渡して自分で口に運んでもらうなどして食事をする。そのうち素手で食事をさわったり、スプーンで

ご飯やおかずを他の皿や椀の蓋に移し始めた。「子どもたちが待ってるのよ」と言って、配膳された食事を取り分けているような動作をしている。

▶ ケア提供者の考え

・おなかがすいていないということなのかな。それとも慣れない環境で緊張を感じたり、食欲低下につながっているのだろうか。
・それに、おかずやご飯を他の皿に移したりしていたけど、何をしていたのだろう。子どもさんや誰かにご飯を作っているという動作の表れなのだろうか。
・昨日行う予定だった清拭ができていないから、どこかのタイミングでできるとよいのだけど。

対話場面

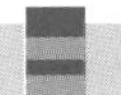

Jさんの病室

▷朝食中、スプーンで皿から皿へとおかずやご飯を移す動作が続いていた。Jさんの手がお椀にあたり、テーブルや服にお味噌汁がこぼれてしまう。

Jさん：……。(こぼれた味噌汁をじっと見ている)

ケア提供者：あ、お味噌汁……。Jさん大丈夫ですか？　熱くなかったですか？
袖も服もびしょびしょ……。

Jさん：あ～。困ったわ。
(ゆっくりとした口調で話し、少し困った表情をする)

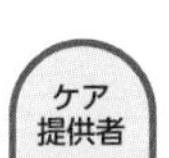

ケア提供者：
服がぬれてしまって着替えないと。
それに、やけどをしていないか確認しないと。腕のところを見せてもらおう。

Jさん、熱くなかったですか？
お味噌汁がかかったところ、手を見せてくださいね。

手がかり
苦痛症状の有無を尋ねると同時に、本人の反応（表情や声のトーン）から、苦痛の症状がないかを確認する

Jさん：…………。(困った顔で看護師を見つめる)

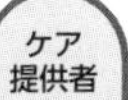

ケア提供者：
つらそうな表情ではない。熱くなかったということかな？

(さらにJさんの袖をまくって、皮膚が赤くなっていないかどうか確かめようとする)

Jさん

（ケア提供者の手を払いのけて、大きな声で）

やめてちょうだい。

（ケア提供者が持っている袖のあたりを抑える）

やけどしていないか確認したいが、触られたくないということかな。
それとも、触ったところが痛かったのかな。
やはり皮膚を確認しなきゃいけないし、着替えと一緒にこのタイミングで体も拭いてしまおう。

お味噌汁が熱くてやけどしてないかどうか、赤くなってないか確認させてもらえますか。

（話しながら、少し袖をまくろうとする）

ケア提供者

手がかり

手を払いのけた本人の反応から、その反応の原因を推察する

Jさん

やめてよ。もう。…。

（強い口調で反応する。両手に力を入れて袖をまくられないように抑える。表情は硬い）

配膳されてから少し時間もたってるし、お椀を触った感じだと、やけどになるほどの熱さではないとは思うけど。痛みはないかな。

ヒリヒリしませんか？

ケア提供者

Jさん

大丈夫よ。痛くなんてないわよ。

（口調は強く、身構えている様子）

手のあたりをさする様子もないので、痛みはなさそう。
着替えをする時に皮膚を確認しよう。

痛みがなくてよかったです。やけどがないか心配だったので。
少し片づけて着替えましょう。

（タオルで手を拭いたり、テーブルを拭く）

ケア提供者

手がかり

身構えている本人の気持ちをほぐすため、本人のことを心配していることを伝える

Jさん

悪いわねえ。

（ケア提供者の手をさすったり、握ろうとする。硬かった表情が少し和らぐ）

> 表情が少し和らいで、口調も柔らかくなった。
> 手元も赤くないし、少し経過をみよう。

Jさん、それでは着替えましょう。着替え準備しますね。

(話しながら、病室内のクローゼットから着替えを出す)

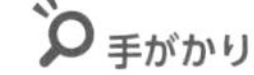

手がかり

少し気持ちがほぐれたところで、ケアの提案を行う

Jさん：……。

> 特に拒否的な反応もない。ぬれたままでは身体も冷えてしまうし、早く着替えてもらおう。
> 清拭タオルで拭きながら着替えをしてもらおう。

手がかり

着替えに対する明らかな拒否はないと捉えて、ケアを継続しようとする

Jさん、準備できましたので、上から着替えましょう。
ボタン外してもらえますか。

(Jさんが上側のボタンを外すことを想定して、下側からボタンを外そうとする)

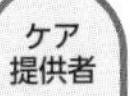

Jさん：何よ！　やめてよ！
(眉間にしわを寄せて、ケア提供者の方を強い視線で見つめ、ケア提供者の手を抑えてボタンを外させないようにする)

> すごい力で抑えてる。表情もまた急に曇ってしまった。触られるのが嫌なのかな。
>
> でも。さっきは（看護師の）手を握ってたけど、今は嫌だということなのか。
> 着替えが嫌なのかな。それとも急に看護師が着替えを手伝ったから驚いたのかな。自分でなら着替えてくれるのかな。
> 驚かせてしまったようなので、謝ろう。

お手伝いは不要でしたね。すみません。
服も随分汚れてしまったし、服を替えませんか？
袖のあたり、ここ、ずいぶんぬれてしまったんですよ。あたたかいタオルで拭いて、着替えてさっぱりしましょうよ。

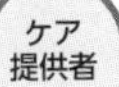

手がかり

これから着替えをすることへの本人の意思表示を表情や言動から捉える

手がかり

手を払いのけた本人の反応について、以前の行動と併せて原因を考え、着替えのためのほかの方法を考える

手がかり

本人の気持ちに寄り添いつつ、着替えが必要な状況を視覚的に認識してもらい、清拭や着替えの提案に対する本人の反応を待つ

Jさん：(自分の衣服を見る)
そうね、ずいぶん汚れちゃってるわね。替えた方がよいかしら。
お洗濯しなきゃいけないわ。夫や娘の服も洗うところだったの。
(ゆっくりとだが、はきはきとした口調になる)

あれ？　急に穏やかになったみたい。着替えに前向きな様子だ。
洗濯のことまで話されている。このまま着替えを進めよう。
でも、また私が手伝ったら拒否的な反応に戻るかもしれない。
ご自分で進めてもらおうかな。

ケア提供者：そうですね。着替えていきましょう。服は準備しましたよ。

> **手がかり**
> Ｊさんの反応から、Ｊさんに適したケアの方法を選択する
> 本人のペースで進めてもらおうと考える

Ｊさん：そうね。こんな汚しちゃって。洗濯しなきゃ。
私ったら情けないわね。

（悲しそうな表情になる）

Ｊさんは、他人からされるのがあまり好きではないのかな。
娘さんは、Ｊさんは自分の身の回りのことも家族の世話も何でも細やかにしてきた人だと言っていた。
Ｊさんが自分でできることをしていくのがよいのかもしれない。

ケア提供者：情けないなんてそんなことないですよ。
お洗濯をして綺麗にするためにも服を着替えませんか？

> **手がかり**
> 本人の反応（発言やこれまでの行動）から、本人の性格や自尊心をふまえた方法を思案する

> **手がかり**
> 本人から出た「洗濯」というキーワードをもとに着替える必要性を説明する

Ｊさん：そうね。

（と、自分で着替えを始める）

やっぱり、ご自分で着替えをしてもらうのがＪさんにとってもよさそう。
Ｊさんのペースに合わせてみよう。

ケア提供者

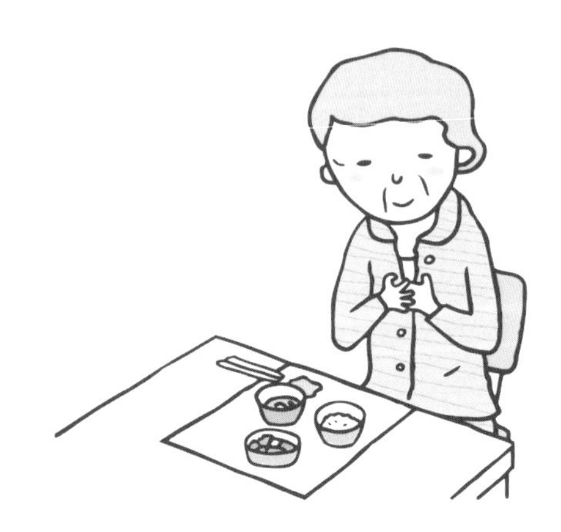

▷ Ｊさんがボタンを外しているのを、ケア提供者は見守る。
▷ Ｊさんはボタンをすべて外すと動作が止まり、服を触っている。

動作が止まってしまったけど、脱衣を手伝っていいのかな。次にどうしたらよいのかわからなくなってしまったのだろうか。少し動作を誘導するようにして手伝ってみよう。

Ｊさん、右腕から脱ぎましょう。

（Ｊさんの服の肩の部分をゆっくり後方に誘導する）

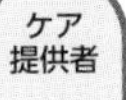

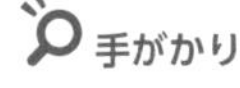

本人の持てる力を活かし、一人で行うことが難しい部分を介助しようとする

Ｊさん

そうね。

（右腕はケア提供者の介助を受けて脱ぎはじめる。ケア提供者の手をはたいたり、表情が曇る様子はない。その後、左腕は自分で服を脱ぐ）

拒否する様子がない。触られることが嫌だというわけではないようだ。
部分的に介助をしよう。

温かいタオルで拭いていきましょう。
背中は私が拭きます。Ｊさんはおなかと腕を拭いていただいてもよろしいでしょうか？

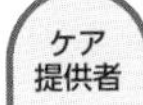

第3章—1 着衣・脱衣

▷ Ｊさんは、ケア提供者から渡されたタオルを受け取り、腹部を拭く。しばらくすると手が止まり、ボンヤリしている。

また手が止まってしまった。やはりこちらで少し動作を誘導することが必要だな。

腕も拭いていきましょう。お手伝いさせてください。
（と、一方の手を拭く）

▷ケア提供者は、味噌汁をこぼしたところをそのまま確認し、軽くタオルを当てた際にＪさんの表情を見る。
▷ Ｊさんは表情は変わらず、タオルでお腹を拭いている。

よかった。味噌汁をこぼしたところも赤くなったり触っても不快な表情がない。皮膚も大丈夫そう。

Ｊさん、きれいになったので新しい服に着替えましょう。
（新しい服の片方の袖に手を通すのを手伝う）

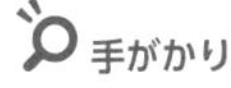

表情や反応から、苦痛の有無を推察する

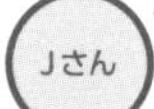

きれいになったわ。

（もう片方の袖に自分で手を通す。表情は穏やか）

もう片方の袖は自分で通せた。ご自分でできることをしてもらうことがＪさんにとってはよい介助の方法だったんだ。

ケア
提供者

ケアチームによる共有

Ｊさんは、「自分でできることをしたい」という行動がみられるので、自分で行うのが難しいことを介助することを共有した。また、途中で動作が中断してしまうことがあるため、表情や反応を確認しながら留意して、次の動作を促すことを共有した。

ケア提供者の振り返り

ケアの場面で、動作が途中で停止したり食事をいじってしまうような様子が見られたため、看護師ができる限り介助をしていました。しかし、そのたびにＪさんの強い拒否の反応がみられ、拒否の原因がわからず、清潔ケアを好まない、もしくは他人から触られるのが嫌なのかもしれないと考えていました。しかし、Ｊさんの言葉や表情などの反応に着目することで、Ｊさんが自分で自分のことをきちんとしていきたい人なのではないかと考えるようになりました。また、Ｊさんは簡単な説明により動作を遂行できるため、できる部分に着目したケアを行った結果、拒否の反応なく清潔ケアや更衣の介助をすることができました。できる部分に着目しながら、難しい部分は動作の導入を手伝うことが、Ｊさんにとって苦痛の少ないケアにつながったのだと思います。

（山縣千尋）

本事例の総評

認知機能の低下により、ケア提供者がケアの必要性を説明したとしても、必要性を十分に理解できず不安を強く感じてしまう可能性があります。その結果、患者さんが示す強い反応を、意思表示ではなくケアの拒否として捉えてしまうことがあるのではないかと思います。
今回の場合、Ｊさんがケアを拒否するような場面がみられましたが、状況を認識してもらう声掛けや、原因を探るべくＪさんの表情や言動に着目することができていました。母親としての役割を務めているようなＪさんの発言や、「情けない」などの自尊感情が傷ついているような反応を捉えた結果、Ｊさんの拒否するような反応の背景をふまえた「対話」を選択することができていたのではないかと思います。

また、Ｊさんの持てる力に着目しつつ、失行などにより行うのが難しい場面に対しては、介助を挟みながら本人のペースで進めてもらうことにより、Ｊさんの自尊心を傷つけることなく持てる力を発揮した清潔ケアや更衣につながったと思います。

（原沢のぞみ）

移乗

事例 11 痛みから移乗に対する恐怖感を抱いているKさん

以前、車いすに移乗した際に痛みが強かった経験からこわさを感じるようになり、車いすへの移乗に警戒心を抱いたＫさん。恐怖感を軽減するように働きかけると、自ら移乗してくださった事例である。

プロフィール

Ｋさん　84 歳　女性
アルツハイマー型認知症（FAST 5）
要介護 2

家族

夫は 3 年前に他界
娘と二人暮らし

経過

５年前にアルツハイマー型認知症の診断をうける。
自宅で転倒し、右大腿骨頚部骨折の手術目的で入院。入院 2 日後に骨接合術施行。
術後より車いすに移乗を促すが、移乗時にかなり痛みがあった経験から移乗に抵抗があり、ベッドで過ごすことが多い。
傷は発赤や腫脹などなく、治癒過程は順調である。

本人の特性（もてる能力、嗜好など）

- ○ 明るく社交的で、夫と二人で飲食店を経営していた。
- ○ 料理も得意であった。甘いお菓子と苦いお茶が大好きで、娘と近所に和菓子をよく買いに行っていた。
- ○ デイサービスではお友だちも多く、レクリエーションには楽しんで参加していた。

対話場面の数日前・当日の様子　▶ ケア提供者の考え

数日前の様子

- ・ベッド上で臥床している時は近くの方に自分から挨拶し、ニコニコとお話しされていた。
- ・術後 2 日目、ベッドから車いすに移るために介助を手伝ったところ、「やめて！　放してよ」と、大きな声を出し抵抗されたことがあった。そのため、車いすからベッドに戻る際には 2 人介助で移乗介助を行った。
- ・この時以降、車いすへの移乗の話題になると表情を曇らせ、「移動しません」と拒否の反応を示していた。

▶ ケア提供者の考え

- ・骨折の痛みに加え、２人介助で無理やり移動したことが、かえって不安や恐怖を増強させたのではないか。その不安や恐怖という「負の感情」だけが記憶に留まり、車いす移乗への抵抗を示していると考えられた。
- ・または、認知症があり、移乗への恐怖心をうまく伝えられないので、大きな声を出したのだと考えられた。
- ・Ｋさんの持てる力を引き出すような丁寧な移動方法の提示や環境の調整と、恐怖心を和らげられるような疼痛コントロールが必要だと考えた。

当日の様子（術後 4 日目）

- ・朝食後に内服し、表情もにこやかである。
- ・手術後当日より処方された内服薬の内容をあまり理解していなかったため、鎮痛薬が含まれていることを本人に伝えると、「そうですか。ありがとうございます」と話す。

▶ ケア提供者の考え

- ・術後 2 日目の様子から、移乗する前に屯用の鎮痛薬を服用していただこう。
- ・鎮痛薬の効果を待ちつつ、娘が差し入れた好きなお菓子とお茶をオーバーテーブルの上に用意してお茶の時間を設け、恐怖心を軽減しながら自分から動きたいという思いを引き出そう。

対話場面

Kさんの病室

▷Kさんはベッドに臥床している。
▷ケア提供者は、ベッドのわきにあるオーバーテーブルの上に和菓子とお茶を準備。その脇にケア提供者が座る椅子も準備する。

ケア提供者

さっき、鎮痛薬を飲んでいただいたので、痛みは落ち着いている頃だな。
Kさんがお好みだという和菓子をきっかけに、Kさんと話をしてみよう。
車いす移乗についての考えを聞いてみて、その時に移乗に関心を持っていただき、機会を持てたらよいなあ。

美味しそうな和菓子とお茶を、娘さんが用意してくださったようですよ。

（お菓子とお茶をKさんの視界に入るように、オーバーテーブルを移動する）

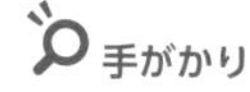

手がかり
本人が関心を持てること・好みをきっかけに、移乗の機会を試みる

Kさん

あら、おいしそうな和菓子ね。
それは私の大好物ね。一ついただこうかしら？

ケア提供者

お菓子を召し上がることに関心を示された。
このまま、お菓子の話をしながらKさんの気持ちをほぐし、移乗の話をしよう。

この和菓子はどちらで買われたのでしょうかね？

（お菓子を手で示し、笑顔で尋ねる）

手がかり
本人が関心を持てること・好みをきっかけに、拒否的になっていること（移乗）について触れる

Kさん

これは、○○堂のお菓子でね、娘といつも一緒に行って買って食べてるの。もう何年も前から。
私、お茶を習っていた時から食べているのよ。
（にこりと笑い、お菓子をのぞき込む）

ケア提供者

気持ちがほぐれてきており、食べたいと思ってくださっている。
このまま移乗を勧めてみよう。

Kさん、お茶をされていたのですね。とても美味しそうなお菓子ですね。
こちらでお茶のご用意をいたしましたので、こちらで食べましょう。
こちらへ移動していただけませんか？

（と、オーバーテーブルを指さす）

手がかり
気持ちを落ち着かせてから、ケアのタイミングを見極める

Kさん

（眉間にしわを寄せて）

え？　看護師さん、お菓子、こちらへ持ってきて。
移動するのは嫌なのよ。

（骨折された右足を触り、眉間にしわを寄せ、少し強い口調になる）

右足を触りながら移動への抵抗をされたということは、やはり、痛みが原因で動きたくなかったのか。
本人の様子を見て、痛いことを感じ取っていることを伝えよう。

そうですか、移動されるのは嫌なのですね。
もしかして、足が痛いのですか？

ケア提供者

手がかり

本人の反応の変化を捉えて、その背景・原因を確認する

本人の言葉をよく聞き、本人の言葉で反復することで、共感している姿勢を示す

Kさん

そうなの、なぜかここが痛くてね。なぜかしらね？

疼痛の理由を忘れていて、理由がわからない痛みへの恐怖を感じているのだろう。
Kさんに理由を伝えよう。

転んで骨折したので痛いのだと思います。
先ほど痛み止めを飲んだので、もう効いてきたころだと思います。

鎮痛薬の効果を実感していただき、移乗への恐怖心を軽減していただこう。

少しずつ動かしてみてください。右足首のほうからゆっくりと･･･。

（少しずつ動かすようにすすめる）

ケア提供者

手がかり

本人が覚えていない疼痛の原因を説明する

痛みへの対処が行われていることを伝え、痛みへの恐怖心を緩和する

手がかり

説明したことへの理解、痛みの程度を判断し、次の行動を促す

Kさん

あらそうなの？　痛み止め飲んだの。少し動かしてみようかしら。

（右足首を動かし）

大丈夫のようね。少しだけなら動けるかな？

▷Kさんは穏やかな表情でじっと足を見つめながら、ゆっくりと足首を動かす。

Kさん

足首なら大丈夫そうね。

（表情を変えずに話しながら起き上がり、下肢を左右に動かす）

骨折のせいで痛みがでていることを認識してなかったのかもしれない。
鎮痛薬の効果がでてきてるみたいだから、動けるかもしれない。

Kさん、痛み止めが効いているようですね。

ご自分でこちらまで動けそうですかね？

（ベッドの左側を示し、健側側に移動してもらうように誘導する）

鎮痛薬が効いていることをKさんに実感・認識してもらい、それを説明することで痛みへの怖さが軽減されるのではないだろうか。

ケア提供者

Kさん

本当ね、大丈夫そうよ。

（軽くうなずきながら、足を左右に動かす）

ご自身で納得できるタイミングで動いていただこう。
そのためには、移乗に向けた環境の準備が整っているかを確認しよう。
そして、Kさんが助けを求めた時に対応できるようにしよう。

Kさんが移動の準備をされている間に、こちらも移動の準備をしますね。
少しテーブルやベッドの高さ、車いすなど調整しますね。

移動を妨げないようにオーバーテーブルの位置をずらし、車いすをベッドの左側に配置、足底がつくかどうか、ベッドの高さを確認する。

ケア提供者

手がかり

移乗できる意欲が維持できるよう、そして自身の力でできるように、周囲の環境を動きやすいように整える

▷ケア提供者はベッド周りの環境を整える。

Kさん

じゃあ、起きてみようかしら。よいしょ。よいしょ。
手伝わなくても大丈夫よ。これくらいなんとかなるから。

▷Kさんは少しずつ体を移動させてベッドの左側で端坐位をとる。

Kさんが少しずつ自分で動いてる。痛みが減ったのかな。
車いすへの移乗が、一番痛みが生じやすいと考えられる。また荷重制限の問題もあるので、方法は言語と動作で具体的に示したほうがよいだろう。

それではKさん、車いすにご移動いただけますか？
まずは、左側の足を少し後ろに引いて、

（Kさんの左足を指し、ケア提供者の左足を後方に引く）

右側の足は少し前に出します。

（Kさんの右足を指し、ケア提供者の右足を前に出す）

ケア提供者

手がかり

移乗の方法について、本人が理解しやすいように、より具体的な方法を示そうと試みる

Kさん

こんな感じかしら？

（ケア提供者を見つめる）

ケア提供者：そうです。痛みは大丈夫ですか？

> **手がかり**
> 移動の方法の説明に対する理解や反応を確認する

Kさん：大丈夫そうよ。
（ニコリとほほ笑む）

ケア提供者：

> 動いた時に痛みが出なくてよかった。

痛みが出なくてよかったです。
それに、ご自分でベッドの端まで移動できましたね。
（と、ほほ笑む。Kさんの左足を指しながら）
では、立ちますよ。左足に力をかけて動きましょう。
左手で車いすの手すりを持ち、右手は右側のベッド柵を持ってお辞儀をしながら立ちましょう。
（と、具体的に手すりを触り、場所を示す）

> **手がかり**
> 本人の動きが問題ないこと、痛みも出ずスムーズにいっていることを伝えることで、安心につなげる

Kさん：左足、こっちの足に力をかけるのね。わかった。
それで、えっと…、こちら（左側車いすの手すり）とこちら（右側のベッド柵）を持つのね。
よいしょ。

▷Kさんは表情は変えずに立ち上がるが、そこで止まっている。

ケア提供者：

> 怖くて動けないのだな。
> まずは、Kさんができていることを伝えよう。
> それから、止まってしまったことについて原因を探ってみよう。
> 痛みがないことも確認しよう。

Kさん、立てましたね。痛みは大丈夫ですか？

> **手がかり**
> できたことをフィードバックすると同時に、動作が止まったことをキャッチし、その原因として考えられることを確認する

Kさん：大丈夫そう…。

▷Kさんは「大丈夫」とは言うものの、動作が止まっている。

ケア提供者：

> 「大丈夫」と言ってるけれど、やっぱり痛みがでてきたのかな。
> それとも、次にどうしたらよいのかわからなくなってしまったのかな。
> まずは、次の動作を伝えてみよう。

よかったです。
では、次に、両手で車いすの柵を持ちます。そうです。
それから、左足に体重をかけて、ゆっくりと回転します…。

> **手がかり**
> 行動の停止の原因が何かを探ろうとする

▷Kさんは左側の柵を持ち、止まっている。

Kさん

……。

（眉間にしわを寄せるなどの表情はなく、握っているベッド柵をじっと見つめる）

表情からは苦痛な症状はなさそうだし、立位による痛みはないようだ。
きっと次に何をしたらよいかわからないのかもしれない。
Kさんの行動に合わせて、行動を１つずつ伝えよう。
具体的に私が行動で示しながら、伝えていこう。

そうです。
では、右足を軽く前に出してください。

ケア提供者

手がかり
次への行動に続かない理由を考え、行動を丁寧に説明することとする

Kさん

……。（表情は変えず、右足を軽く前に出す）

表情もつらくなさそう。

それではKさん、後ろに車いすがあります。

（車いすの座面を軽くたたく）

左足に体重をかけながら、少し回りながら、お辞儀をしながら車いすに腰かけます。

ケア提供者

手がかり
表情を見ながら、痛みの苦痛症状が出ていないかどうかを確認する

▷Kさんは一度車いすを見つめ、指示通りに体を動かし車いすに座る。

Kさん

はぁ、なんとかできたわね。（にっこり笑顔あり）

本人のご様子から痛みはあまり感じられずに移乗ができたようだが、本人に確認してみよう。

痛みはありませんでしたか？　大丈夫ですか？

（Kさんの表情やしぐさを確認する）

ケア提供者

手がかり
本人の様子から客観的に疼痛の有無を確認する

Kさん

大丈夫だったみたい。
まあ、おいしそうな和菓子ね。これ、好物なの、いただいていいかしら？

移動されてから、Kさんは足をさするような仕草はない。
また、移動動作があまり苦痛ではなかった様子なので、スムーズにお茶の時間に移行できたのではないか。

手がかり
痛みがなくスムーズに移乗できたことを、本人にわかりやすく伝える

痛みがあまりなく、移動できてよかったです。
これでおいしくお菓子も召し上がれますね。
（笑顔で話しかける）

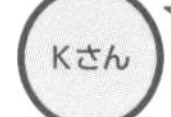

（和菓子を食べながら）
そうね、これからはなんとか移れそうね、よかったわ。

この方法を病棟看護師たちに伝え、ケアの継続をしてもらおう。

手がかり

うまくいった個別性に合わせた方法を、病棟スタッフに共有し、ケアの継続を促すことを考える

ケアチームによる共有

Kさんの感じていた痛みの理由と移乗への恐怖心を取り除きながら、言語だけでなくジェスチャーなどを含めて丁寧に移乗動作を提示することで移動は可能であることをスタッフと共有した。

ケア提供者の振り返り

本人は骨折部の痛みを感じており、移乗への恐怖心を抱いていたと考えられます。除痛への対応および基本的技術に沿った移乗介助方法を提示した上で、本人が動いてみたいという環境を調整した事例です。本人が何かをしたくないと拒否的な言動を認めた際には、なぜしたくないかをアセスメントし、その理由に対して真摯に対応していくことが重要です。　（小栗智美）

本事例の総評

移乗場面では、本人の好みをきっかけに場を和ませ、疼痛コントロールをした上で、動作による疼痛の出現・増強がないかどうかを表情や発言を手がかりに、確認しながら移乗を進めることで、苦痛や恐怖が出現することなく車いす移乗を行うことができています。

また、移乗中、Kさんの動作が止まる場面がありましたが、動作が停止した原因（痛みもしくは失行）を探りながら対応することで、Kさんの個別性に合わせた対応をすることができています。より具体的な移乗方法を言語・非言語によるコミュニケーションを用いてわかりやすく伝えることで、Kさんが持てる力を発揮し、安心感を持ち移乗が行えたのだと思います。

認知機能の低下があったとしても、本人のその時の思い（理由にならない不快感）を感じ丁寧に状況の説明をしたり、具体的な方法を目の前で示しながら指導することが、その人の尊厳を大切にしたケア提供につながります。　（山縣千尋・高 紋子）

移乗

事例12 「いたい」と訴え、うまく移乗できなかったＬさん

物静かで穏やかに過ごしているＬさん。移乗の介助やケアをしようとすると、「いたい、いたい」と拒否してできないことがある。右足に疾患があるが、足に負担がかかっていなくても「いたい」と言うことがあるＬさんの様子から、『痛みがあるだけではないのでは』と思い、伝え方の工夫やＬさんのペースに合わせた介助をしたことで、拒否なく移乗していただけた事例である。

プロフィール

Ｌさん　87歳　女性
右大腿骨頭壊死疑い
アルツハイマー型認知症（FAST 6）

家族

夫とは死別し、サービス付き高齢者向け住宅で独居
娘（60歳代・専業主婦）が近くに住んでおり、頻繁に訪ねてくる

経過

着替え・排泄・整容などに介助が必要。言葉数は少なく、ぼんやりと無気力な様子がみられる。
2週間前から歩行時に痛みがみられるようになり、骨頭壊死の疑いのため入院となる。
入院6日目に術前の精査目的で整形外科から循環器内科へ転科・転棟となり、2日が経過した。
立ち上がりはよいが、歩行は禁止と指示されていた。
毎日家族が面会に来て、一緒に音楽を聴いて過ごしていた。

本人の特性（持てる能力、嗜好など）

- ○ 物静かで上品な方であり、家族ともゆったりとしたペースで会話している。
- ○ 音楽を聴いたり、お茶を飲んで過ごすことが好き。
- ○ 簡単な説明は理解ができ、短い言葉で返答できる。
- ○ 起き上がりや立ち上がりに介助が必要であるが、自力立位は可能である。

対話場面の数日前・当日の様子　▶ ケア提供者の考え

数日前の様子

- 自発的な活動は少ないが、音楽を聴き、家族と一緒に穏やかに過ごされていた。
- 転科の際、ストレッチャーから移乗する時に、「いたい」と大きな声で繰り返し訴え、拒否する姿が見られた。
- 転科後、車いすに移乗する際やケアをしようとすると、「いたい」と大きな声で繰り返し、拒否することがあり、痛がりな方とスタッフに思われていた。

▶ ケア提供者の考え

- 会話は、簡単な表現であれば理解が可能で、落ち着いて過ごすことができている。
- 体動時、安静時ともに「いたい」と拒否することがあるから、足が痛いだけではないかもしれないな。

当日の様子

- 昼夜のリズムの乱れもなく、食事を終え、音楽を聴きながらベッド上で静かに過ごしている。
- 清拭の際には笑顔もみられ、「いたい」という拒否的反応はない。

▶ ケア提供者の考え

- 穏やかに過ごせているし、落ち着いているんだな。痛みはなさそうで、「いたい」という拒否もなかったな。

対話場面

Lさんの病室

▷ナースコールが鳴り、ケア提供者が訪室。
▷「検査に行くため車いすへの移乗をしたいが、指示が伝わらずできないため、代わりに移乗してほしい」とヘルパーから声をかけられる。
▷Lさんはベッドに横になり、天井を見つめながら静かに過ごしている。

ケア提供者：

> 穏やかに過ごしており、落ち着いているようで、Lさんの様子は変わらないみたい。
> 痛みを確認しながら行おう。会話の様子だと、Lさんには簡潔にわかりやすいように伝えないといけないな。

（目線の高さを合わせながら）
Lさん、こんにちは。看護師の○○です。

Lさん：……。（ケア提供者の方を向き、視線が合う）

手がかり
疼痛の訴えやケアの拒否のある情報があるため、ケアを勧められる状態か観察からアセスメントする
視線を合わせ、簡潔でわかりやすい表現やジェスチャーでこれから行うことについてひとつひとつ説明する

ケア提供者：

> 表情は穏やかで調子は悪くなさそう。
> 視線も合わせられて、不安な様子はなさそうだな。

手がかり
相手に伝わっているか相手の反応（返答や口調、視線、表情など）から確認して、次の説明をする

Lさん：こんにちは。
（淡々とした表情でゆっくりと答える）

ケア提供者：検査に呼ばれました。今から行ってもいいですか。

Lさん：はい。
（表情は変わらず、はっきりとした口調で答える）

ケア提供者：

> 音がないほうが聞こえやすいかな。
> ご家族ともゆっくり丁寧な言葉で話をしているから、そんな雰囲気で関わろう。

では、音楽は消しますね。

Lさん：……。（うなずく）

手がかり
普段の家族との会話のペースをふまえて、関わりを試みる

手がかり
会話に集中できる環境をつくる

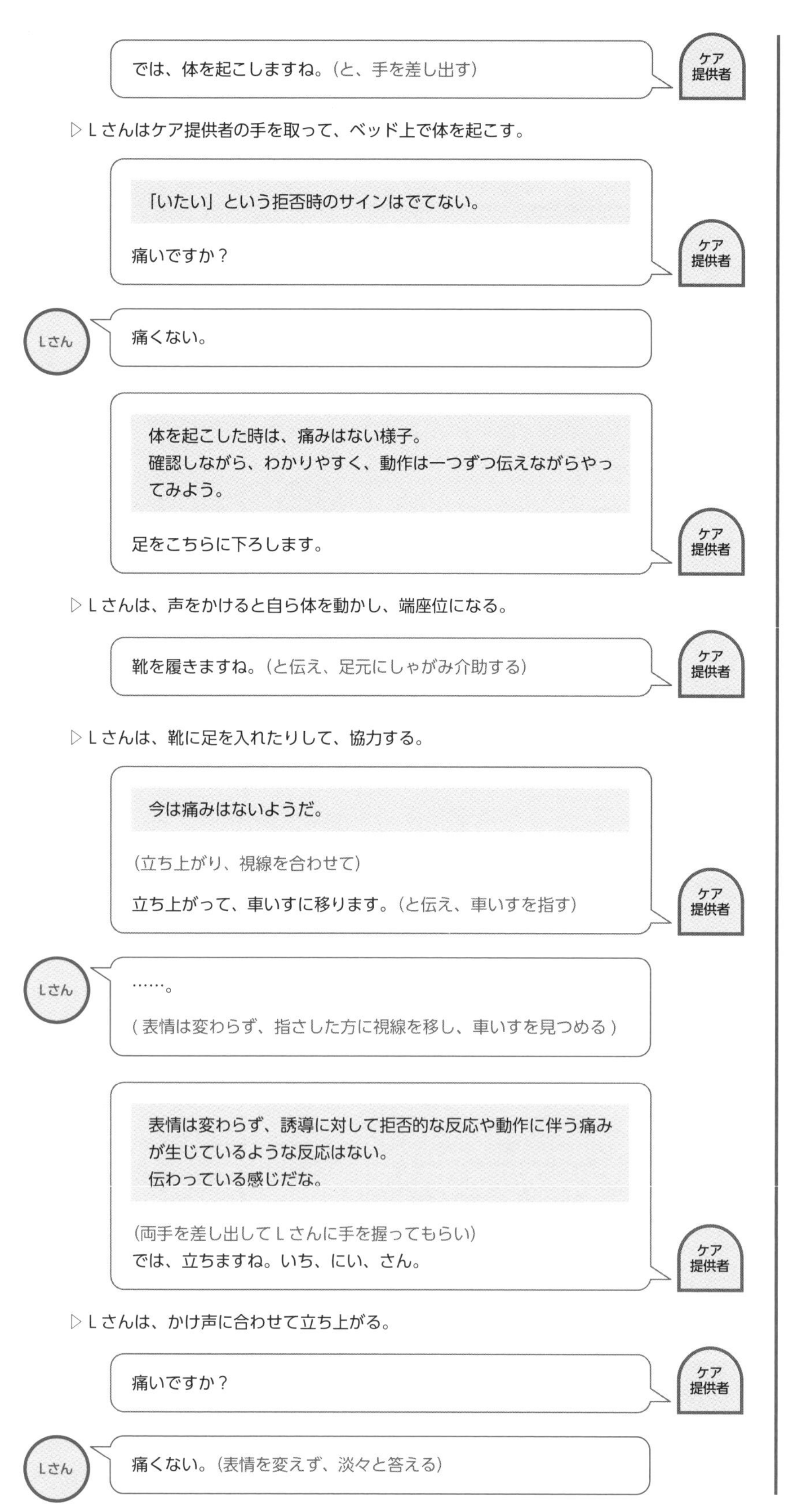

手がかり

視線を合わせ、簡潔でわかりやすい表現やジェスチャーでこれから行うことについてひとつひとつ説明する

手がかり

介助動作ごとに本人の反応（発言・表情・動作など）を観察し、疼痛が生じていないか、援助が継続できるかを査定する

※ひとつの動作ごとに上記の手がかりを繰り返す

（笑顔で）

よかったです。

> 痛みや不安は出現しなかったのかな。よかった。
> 表情は変わらず、痛みはないな。
> このままのペースで急がずに進めていこう。

左に一歩進みます。

（左手を握り、合図を送りながら誘導する）

ケア提供者

手がかり
疼痛が生じていないことを一緒に喜ぶ

手がかり
本人の動作のペースに合わせ、急がせない

Lさん

……。

（表情を変えず、うなずいて、誘導に添って左に一歩移動する）

手がかり
視線を合わせ、簡潔でわかりやすい表現やジェスチャーでこれから行うことについてひとつひとつ説明する

> 表情は変わらないな。

では、車いすに座ります。

（と伝え、顔を車いすに向けて、Lさんの左手を車いすの肘置きに導く）

ケア提供者

手がかり
介助動作ごとに本人の反応（発言・表情・動作など）を観察し、疼痛が生じていないか、援助が継続できるかを査定する

▷Lさんは、ケア提供者の動きに合わせて車いすに顔を向け、肘掛けをつかむと、スムーズに体を反転させて車いすに座る。

> 動きもスムーズで、自ら動けている。表情も変わらないし痛みもなさそう。

無事に移れてよかったです。

（しゃがんでLさんと目線を合わせ、笑顔で伝える）

ケア提供者

Lさん

……。（ケア提供者の顔を見つめ、笑顔がみられる）

> 「いたい」という反応は、下肢の痛みがある場合だけでなく、何をするかわからない不安からの反応の場合もありそうだな。みんなで共有しよう。

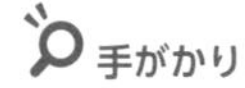

発する言葉の意味を本人の様子から捉え直す

ケアチームによる共有

Lさんが下肢に負担がかかっていなくても「いたい」と訴える場面があることから、「いたい」という表現は痛みだけを指していない可能性があることを伝えた。また、移乗の際に行った介助方法を共有し、介助の際に痛みとともに、これから行うことを簡潔に表現し、伝わっているかを確認すること、Lさんのペースに合わせることがLさんに合った介助になることを共有した。

ケア提供者の振り返り

病状として下肢の痛みがあっても当然の状況でしたが、痛みが出にくいと思われる状況でも「いたい」と訴えるＬさんの様子から、「いたい」＝「痛み」の訴えというだけではなく、関わりが一方的になり不安や混乱が生じているのかもしれないと思いました。簡単な言葉でのやり取りができる状態なので、Ｌさんが理解しやすいように伝え、ゆったりとしているＬさんのペースに合わせながら、身体的痛みのサインを見逃さないように観察して介助してみると、「いたい」ということなく移乗ができました。

痛みに注意を払うことはもちろんですが、「いたい」という言葉の意味だけにとらわれずによく観察し、相手に伝わりやすい表現を工夫し伝わっているか確認すること、本人のペースに添うことが大切だと感じました。

（三村千弦）

本事例の総評

自分の訴えをうまく表現できないＬさんに対して、ケア提供者が身体状況や普段の様子の情報から、「痛い」という言葉の意味を捉え直したことで、Ｌさんの不安に気づき、アプローチしています。「Ｌさんに合わせたわかりやすい説明を行い、一つひとつの動作を行うたびに反応を丁寧に観察し、痛みや不安が生じていないかを確認する」という一連の「対話」の流れを繰り返し、Ｌさんのペースに合わせて介助することで、痛みを訴えることなく移乗できています。また、ケアチームにも「いたい」という表現が痛みだけを指していないことを共有することで、スタッフのＬさんに対する「痛がりな方」というフレームを取り外し、Ｌさんの思いに沿ったケアの実践にもつながったのではないでしょうか。

（岩﨑孝子・川原美紀）

睡眠

事例13 リクライニングが心地よいMさん

入院期間が長くなり、日常生活動作は低下し，認知症の進行もみられ、夜間睡眠が取れず苦慮していた。時折とても穏やかで心地良さそうに見えることがある一方で、ほとんどの時間は眉間にシワをよせているMさんの心地よさとは何か、これまでの生活背景をヒントに表情などを観察し、Mさんらしい睡眠方法が考えられたと思う事例である。

プロフィール

Mさん　91歳　男性
アルツハイマー型認知症（CDR 3）
心不全　前立腺肥大　高血圧　糖尿病　脳梗塞

家族

妻（87歳）、社会人1年目の孫と三人暮らし

経過

5年前にアルツハイマー型認知症の診断を受けた。
1年前に脳梗塞を合併し、その後は誤嚥性肺炎による入退院を繰り返していた。
3カ月前には繰り返す肺炎により、気管切開術を受け、経腸栄養に切り替え、A病院に入院していた。
A病院に入院中に消化管出血を合併しショック状態となったことから、当院へ転院搬送された。
現在は1カ月が経過し、加療により全身状態は改善し経腸栄養を再開している。

本人の特性（持てる能力、嗜好など）

- ○ 貿易関係の仕事をしていたことから、若い頃から多忙で不規則な生活を送っていた。
- ○ 定年退職後も不規則な生活は変わらず、夜通し本を読んだりしていた。
- ○ 気管切開をしており、発語はない（口を動かす様子はあるが、読み取れない。筆談はできず）
- ○ デイサービスでの入浴を楽しみにしていた。
- ○ 歌謡曲が好きで、音楽を流すと目を細め、手をたたき歌うようなしぐさがある。
- ○ 入院前は、家ではお気に入りの椅子で過ごすことが多く、そこで本やテレビを見ながら寝ていることも多かった。

対話場面の数日前・当日の様子　▶ ケア提供者の考え

数日前の様子

- 消灯とともにベッドへ横になるが、1時間程度で覚醒する。0時以降はなかなか眠れず、起き上がろうとすることから、薬剤投与や身体拘束などが繰り返されていた。
- 日中は覚醒を促そうと車いすに座るが、傾眠となり、いつも眉間にシワをよせ口を硬く閉じている。
- 日中、車いすで散歩に行ったり、できるだけ覚醒できるよう関わっても、眉間にシワを寄せている表情や夜も起き上がろうとする行為は変わらなかった。
- 身体症状ついては、1日1回の排便もあり、炎症反応の上昇もなく、貧血や発熱、低酸素の所見等も見られていないことから、不眠の原因として考えられる症状や検査データは認められず、不眠の原因がわからない状況が続いていた。

▶ ケア提供者の考え

- 全身状態は改善しているのに、何かつらそうだな。居心地が悪そうに見える。
- 夜眠れるように日中の活動に関わっているのに、夜も眠れていないし、ずっと眠そうにしているな。
- 気管切開しているから本人と話せないし、何かよい方法はないかな。

当日の様子

・日中は車いすで散歩に行ったが、眠そうにしていたため、午前・午後に１時間程度の睡眠をとる。
・午睡後は穏やかな表情で好きな音楽を流すと、口を動かし手をたたくような様子がある。

▶ ケア提供者の考え

・午睡後はとても穏やかに過ごせたな。
・超高齢であり、レム睡眠が多くなるので、眠りが浅く覚醒しやすいだろうから、午睡なども取り入れ体力を回復させることも必要だな。

対話場面

Mさんの病室　21時30分頃（消灯30分前）

▷Mさんは車いすに座って、じっと新聞を見ている。時折うなずいたりしながら眺めている。医師や看護師が近くを通る際に声をかけると、うなずいたり、お辞儀をするような仕草を見せ、穏やかな表情をする。

ケア提供者

これまで日中眠らないように活動を促進、夜間はベッドで休むようすすめてきたけど、年齢やこれまでの生活スタイルを考えると、夜間の断眠は仕方ない。
日中無理に起こすことは、むしろ不調につながっていたのかもしれない。
今日は午睡をとることができて、調子もよさそうだった。
夜も自宅での生活を参考にして、心地よく過ごせる環境を模索してみよう。

そろそろ消灯時間だな。入浴が好きだったと聞いたので、足浴をして、リラックスしながら入眠できるよう整えていこう。

そろそろ22時です。寝る前に足湯でもしませんか？

（温かいお湯を用意し、見せる）

> **手がかり**
> 今晩の調子のよさから、本日の昼間の様子とこれまでの生活を整えるケアを比較し、ケアの見直しの必要性について考える

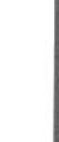

> **手がかり**
> 睡眠を促すために、入浴が好きという情報から足浴を提案する

Mさん

……。

（こちらを見るが、うなずきなどの反応はない。表情も変わらない）

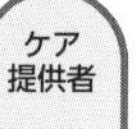

ケア提供者

反応がないな。でも拒否もしていないな。嫌な時は眉間にシワを寄せるから、このまま進めて反応をみよう。

> **手がかり**
> ケアによる表情の変化がないため、ケアへの意向をくみ取れないが、拒否がないことで本人が了承したと判断する

▷ケア提供者が桶のお湯を見せ促すと、Mさんは足をお湯につけようと自分で動く。

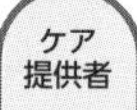

ケア提供者

お湯を見せると、足を自分で入れようとするな。
表情は変わらないけれど、足湯をすることには同意してくれているのだろう。

> **手がかり**
> 本人の動作から、同意を確認し、ケアを継続する

▷ 10 分程するとMさんはうとうとし始め、穏やかな表情をする。

眠そうだな。このままベッドへ誘導しよう。
足浴をしてよかった。眠れそうだな。

そろそろ電気も消えます。ベッドに入りましょうか。

手がかり
本人の眠そうな様子から、ケアの効果を判断する

▷ケア提供者は車いすをベッドに寄せる。
▷Mさんは柵をつかみ、立ち上がろうとする。目がトロンとしている。

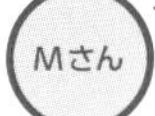

……。(眉間のシワはなく、穏やかな表情)

眠そうだけど、ベッドに入ることには拒否はなさそうだな。

▷ケア提供者はベッドへ戻るよう介助し、布団をかける。
▷ 22 時過ぎ、Mさんは閉眼し入眠する。

Mさんの病室　0 時過ぎ

▷Mさんは、ベッドの上で柵をつかんで起き上がろうとしたりする動作がある。医療者が通りかかると、呼び止めようとするように手を前に出し、口を動かしている。

この時間になるといつも目が覚めてしまうな。目覚めも悪そう、表情が硬いな。
手を前に出している様子から、何かしてほしいことがあるのかな。
それとも、起き上がりたいのかな？
同じ体勢で腰やお尻が痛くなったかな？

こんばんは。
(目が合ったことを確認し、近寄る)
Mさん、起き上がりますか？
(ゆっくりと背中を支え、起き上がりを促す)

手がかり
連日と同様、途中覚醒したことについて、本人の様子・動作から状況やその原因を査定する

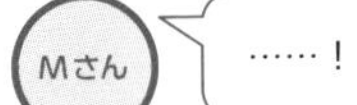

……！

▷ M さんは看護師の腕をつかみ、起き上がろうとする。険しい表情をみせ、口を動かし何かを訴える。
▷ケア提供者が電動ベッドの頭をあげると、Mさんは柵をつかみ揺らす。

「家ではお気に入りの椅子で過ごしたり、寝ていることが多かった」と家族が言っていたから、座りたいのかもしれないな。
ベッド柵にも違和感があるのだろう。

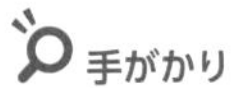

手がかり
家族から聞いた普段の生活の様子を思い出して、本人の思いを推測する

椅子でもゆっくり休めるように、リクライニング車いすにクッションを入れておこう。

（リクライニングの車いすを見せながら）

椅子に座りましょうか。

ケア提供者

Mさん

……。（誘導すると眉間のシワが緩み、車いすへ手を伸ばす）

険しい表情が少し緩んだな。座りたいのだな。

どうぞこちらへ。（車いすへ誘導する）

ケア提供者

手がかり

表情の変化と、車いすに手をのばす動作から、本人の意思をくみ取る

▷Mさんは車いすに座ると、腕を組み、新聞を手に取る。

このまま起きてしまうのかな？　自宅でも本を読みながら眠ってしまうことが多かったようだし、少し様子をみよう。

ケア提供者

手がかり

入院前の生活スタイルに寄せた睡眠環境を整え、しばらく様子を見る

▷Mさんは、10 分程ガサガサと新聞をめくっているが、すぐにうとうとし始める。

Mさん

……。（閉眼し目じりが下がり、穏やかな表情）

落ち着いて、心地よさそうに見えるな。
いつもここでベッドへ促すと落ち着かなくなるから、もう少し様子をみよう。

ケア提供者

手がかり

普段の睡眠の様子と比較し、継続する

▷Mさんは 1 時間程すると、もぞもぞ体を動かして眉間にシワを寄せ始める。

そろそろお尻が痛いかな？　除圧してみよう。

Mさんお尻が痛くなってきましたか。少し立ち上がりましょうか。

（車いすをベッド柵の近くに寄せる）

ケア提供者

手がかり

本人の様子やこれまでの状況から、身体的な苦痛が生じていると査定し、体勢を整え調整する

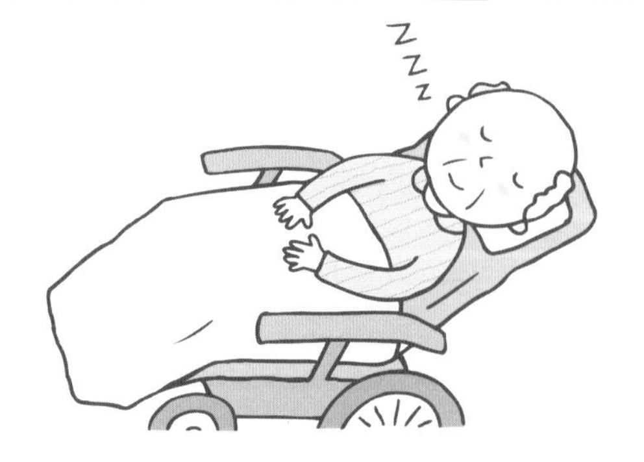

▷ケア提供者が、柵に手が届くところまでベッドと対角線に車いすを押すと、Mさんは手を伸ばし柵をつかみ、立ち上がろうとする。
▷ケア提供者は立位を介助し、Mさんの臀部が浮いたところで、軽くマッサージをする。その後、すぐに車いすに座る。

ケア提供者：ベッドに戻られますか？
（車いすをベッドに寄せ、柵をつかんで見せる）

Mさん：……。
（反応がない。眉間にシワを寄せ、足をもぞもぞと動かす）

ケア提供者：
立ち上がろうとしないな。ベッドに戻りたい時は柵をつかもうとするから、今は戻りたくないのかもしれない。
足をずっと下ろしていたから少しむくんできたかな。
リクライニングを倒して足を上げてみよう。

足がむくんできましたね。
少しマッサージして、楽な体勢を取りましょう。
（ゆっくりとリクライニング車いすの頭を下げ、下肢を上げ、布団をかけて、足をさする）

手がかり
表情の変化と動作から、本人の意思をくみ取る

Mさん：……。
（閉眼する。表情は緩み、すぐにうとうとと寝息を立てる）

ケア提供者：
椅子が落ち着くのだな。近くで見守りながら、このままここで休んでもらおう。

▷Mさん、2時間程度入眠する。

Mさんの病室　3時頃

▷Mさんは覚醒し、起き上がろうと手をもぞもぞとさせている。目をぱっちりと開け、すっきりとし、眉間にしわがなく穏やかな表情。

ケア提供者：
よく眠れたのかな？
表情がすっきりとしている。きっとこの表情が、Mさんが十分に睡眠がとれたという合図なのかも。

身体を起こしますね。
（リクライニングを起こし座位へ）

手がかり
これまでの一連の関わりから、本人の穏やかな表情と柵をつかむ動作が起き上がりたい意思表示であることを確信する

Mさん：……。（柵をつかもうとする）

ケア提供者：起き上がりたいサインだな。
表情からもよく眠れたようだし、見守りながら好きなことをしてもらおう。

▷Mさんは 1 時間程度、新聞を見たり、音楽を聞いたりして過ごす。

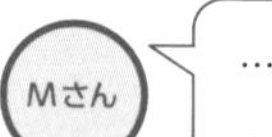

Mさん：……。
（音楽に合わせて口を動かしている。目じりを下げて穏やかな表情）

▷朝方になり、Mさんはベッドへ戻り、1 時間程度入眠する。

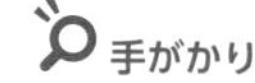

手がかり

本人の生活スタイルを尊重することで、穏やかに過ごせる睡眠覚醒サイクルを整える

ケアチームによる共有

この日以降は夜間の睡眠状況に応じ日中も午睡を取り入れ、夜間はリクライニング車いすを使用しながら休む時間を確保した。眉間にシワを寄せることが減り、穏やかに過ごす時間が少しずつ増えていった。

ケア提供者の振り返り

夜はよく眠れず、いつも眉間にシワを寄せていたMさんがとてもつらそうだなと思っていました。どうしたらまとまった睡眠が取れるのか試行錯誤しましたが、「時間や場所にこだわらず、Mさんが心地よく過ごせているか？」と視点を変えることで、リクライニング車いす、ベッドなど場所を変えながら断続的に睡眠時間が確保されるようになり、Mさんの表情はとても穏やかになりました。個別性や加齢により変化する睡眠覚醒サイクルの変化を捉え、その方にとって心地よく過ごせるための睡眠と捉え関わることが大切なのだと感じました。

（川添紀子）

本事例の総評

発語が難しい状態にある認知症高齢者の思いや訴えに対して、どのようにその思いや訴えを理解し、ケアに取り入れていくのかが大切です。自宅では椅子で過ごすことが多かったという情報から、リクライニングの車いすで過ごしたいと考えているMさんの思いを、「対話」を重ねて試行錯誤しながら読み取り、睡眠環境を整えていました。大切なポイントは、通常の睡眠サイクル（時間や場所）にこだわらず、Mさんにとって心地よいと考えられる睡眠の取り方へと視点を変えたところだと考えられます。さらに、表情や反応を捉えながら、睡眠の方法を工夫することで、Mさんらしい睡眠につながったことがポイントではないでしょうか。

（山縣千尋・高 紋子）

睡眠

事例14 夜間せん妄による過鎮静状態から日中の覚醒が可能になったNさん

大腿骨転子部骨折の手術直後からせん妄を発症し、薬剤によるコントロールが不良のため過鎮静となり、日中傾眠状態であったNさん。Nさんの生活リズムを整えるために、どのような支援や対話を行うことが日中の覚醒につながるのかについて示した事例である。

プロフィール

Nさん　92歳　女性
アルツハイマー型認知症（FAST 6e）
洞不全症候群、心不全

家族

夫（93歳）と息子（70歳）の三人暮らし

経過

自宅でデイケアを週に1回利用し、ADLは息子さんの介助を受けながら生活していた。食事、トイレ以外はベッドで寝ていることが多かった。
2週間前、ベッドから転落し救急搬送され、大腿骨転子部骨折と診断後に観血的整復固定術となった。
手術直後から夜間せん妄を発症し、抗精神病薬が処方された。
薬剤によるコントロールが不良のため、日中過鎮静となり、傾眠状態であった。夜間も良眠できていなかった。

本人の特性（持てる能力、嗜好など）

- 昔は農業をしていたが、最近は臥床傾向であった。
- 食べることは、好きである。おやつもよく食べていた。

対話場面の数日前・当日の様子　▶ ケア提供者の考え

数日前の様子（ケア開始から1週間の様子）

- デジレル錠®（一般名:トラゾドン塩酸塩）・ロゼレム錠®（一般名:ラメルテオン）を内服し、過鎮静状態であったため、ロゼレム錠®のみの内服に変更となった。
- その後、夜間せん妄はみられなかったが、日中の覚醒状態は不良であった。
- 家族は、日中の傾眠状態であるNさんを見て、「家の様子とは異なる。食事は準備すれば自力での摂取は可能であり、トイレもポータブルトイレを使用して自分でできていた」と話し、入院後は家でのNさんの様子とは異なるため、とても心配していた。

▶ ケア提供者の考え

- 抗精神病薬が中止となっても夜間せん妄がみられず、夜間の睡眠が確保できている。しかし、日中の覚醒が不良であることから、薬物の影響が残存していることが考えられた。
- 家族から入院前のNさんの様子を伺うことで、Nさんの生活リズムや日常生活でできていたことを把握することができた。日中の覚醒を促進していくために離床に向けた活動を実施していく必要がある。

ケア開始1週間から2週間（当日）の様子

- ロゼレム錠®からベルソムラ®（一般名：スボレキサント）に内服が変更となった。
- 夜間の睡眠は確保され、日中の覚醒状態は日によって変動はあるが、以前より覚醒時間が増えてきた。
- 当日は午前9時頃に訪室すると覚醒し、ベッド上に座っている。

▶ ケア提供者の考え

・抗精神病薬が中止となり、睡眠薬のみであるが、夜間せん妄はみられていない。
・覚醒状態が良好の時間に食事摂取やNさんの楽しめそうな活動を一緒に行うことで活動が活性化され、日中の覚醒時間が延長することで、夜間の睡眠にもよい影響があると考える。

対話場面

Nさんの病室（午前中）

▷Nさんはベッドをギャッジアップした状態で座り、目を開けている。

術後のせん妄発症や薬剤の影響による過鎮静のため、本来のNさんの持っている力は発揮できていない状態である。薬剤の調整や日中の活動を促すケアが必要である。

昨日までは声をかけないと覚醒しなかったが、今日は朝から覚醒しているので、夜間良眠できたのだろうか。

ケア提供者：おはようございます。体調はよさそうですね。

手がかり

覚醒状態が日々状態が異なるため、昨日までと本日の様子を比較して現在の状態を判断し、活動やケアのタイミングを見計らう

Nさん：おはよう。うん。（笑顔がある）

今日の朝の覚醒状態はよさそうなので、この機会を逃さないように活動を促そう。
日光浴による睡眠効果を兼ねて、車いすでの散歩と足浴をすすめてみよう。

ケア提供者：体調がよさそうなので、車いすでお散歩しましょう。
今日は、とてもいい天気ですよ。

Nさん：はい。（うなずく）

病棟の窓際

▷ケア提供者は外の景色を見ながら、Nさんに色々な話題を話しかける。

自宅にいる時、どのようなことが楽しみであったのかについて話題を投げかけてみよう。

ケア提供者：ここからの景色は、とても眺めがいいですね。

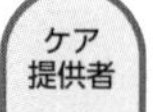

手がかり

覚醒を促すために、今の生活だけではなく、これまでの生活を把握して、本人が楽しめる活動の糸口を探す

Nさん

山が見えるね。畑はずっとやっていたよ。
あったかいね。気持ちがいい。

（しっかりと覚醒し、反応がとても良好）

覚醒していると、今まで聞いたことのなかった話がたくさんできる。会話も成立するし、入院前のNさんの姿が想像できる。

家ではどんなことをして過ごしていましたか？
楽しみや好きなことはどんなことですか？

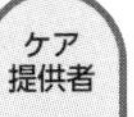

Nさん

歌を聴くのが好き。
甘いものが好き。

足の手術をしてから、お風呂に入れていないから、ここで足を温めて、綺麗にしましょう．

手がかり

景色を楽しむことを続けながら、必要なケアが受けられるような工夫をする

Nさん

はい。ここでできるの？（少し不安そうな様子）

初めての足浴なので、少し心配している様子があるのかもしれない。
ゆっくり説明しながら、心地よい経験となってもらえるように好みのお湯加減にして、足のマッサージを行っていこう。

そうなんです。ここでできるんですよ。
足を温める準備をするので、安心してくださいね。

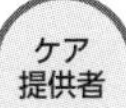

手がかり

本人の少し不安な様子を敏感にキャッチし、不安について一つずつ取り除く声かけをする

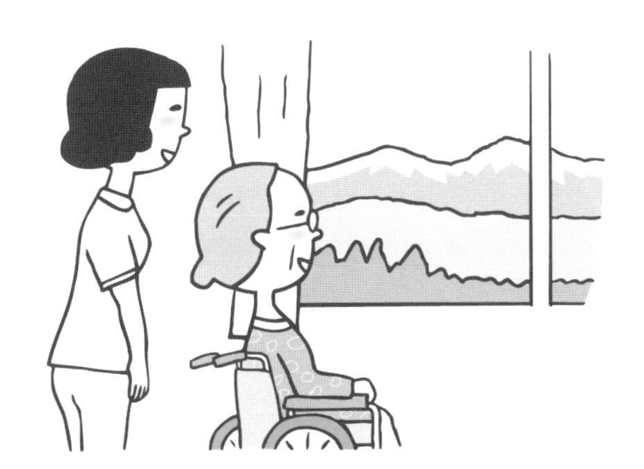

▷ケア提供者は足をマッサージしながら、足浴を行う。

Nさん

ありがてぇ。気持ちいい〜。(表情が穏やか)

とても気持ちよさそうでよかった。
初めてのケアに対して安心感を持ってもらえるように関われた。またNさんがやってもらいたいと思えるようなケアをしよう。

覚醒状態がよいので、今後生活リズムをつけていくためにも排泄習慣を獲得していくことが日中の活動促進につながるだろう。
リハビリでは立位の練習をしていることから、立位は介助すれば可能である。
家ではポータブルトイレを使用していたことから、トイレに誘ってからベッドで休息をとってもらおう。

ベッドで休む前にトイレに行って、すっきりしませんか？

ケア提供者

手がかり

1つケアが行えたことで、次のケアができると判断する。

手がかり

現状から次のケアが実行可能であるとアセスメントした上で、提案する

病院内

▷トイレへ移動し、排泄の援助を行う。Nさん、排泄あり。

Nさん

おしっこがでました。(すっきりした様子で笑顔)

「トイレに行くことはとても大切なことだ」と感じてもらえた。
入院前の排泄習慣を取り戻すことが、Nさんの本来の生活リズムや日中の覚醒状態によい影響があるだろう。

よかったですね。
立つのはまだ大変だと思いますが、お手伝いするので、またトイレに行きたくなったら教えてくださいね。

ケア提供者

手がかり

本人の心地よさの共有と、できたことに対しての前向きなフィードバックをする

Nさん

はい。よろしく。(頭を下げる)

▷Nさんの病室へ移動。

術後の創部痛や活動による疲労感を緩和するために休息の時間はとても重要である。
ベッドでの休息がNさんにとって心地よい状態にあるようにケアしていこう。

昼食前に休息を取ることで疲労感が緩和し、食べることが好きであるNさんが覚醒して食事を摂取することができるのではないか。

手がかり

本人の好きな食べることが最大限楽しめるように生活リズムを整える

少し昼食までベッドで休んでくださいね。
また、お昼頃に声をかけますね。

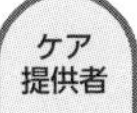

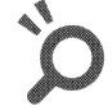

疲れた。休みます。（疲労感がみられる）

▷昼食時、Nさんはしっかり覚醒した状態で食事を摂取することができた。自分のペースでおいしそうに楽しみながら食べていた。

ケアチームによる共有

なるべく覚醒のよい時間帯に離床を促し、声かけや他者との交流ができる機会を作るようにする。
夜間の睡眠状況を把握し、日中の活動と休息時間へのアセスメントを行うようにする。

ケア提供者の振り返り

Nさんは、夜間せん妄の予防に対する薬剤の影響により、過鎮静を引き起こしていました。高齢者に対する薬剤の影響はとても大きいので、薬剤服用後のNさんの日中・夜間の様子を医師に適切に報告し、薬剤の調整をしていくことが必要です。また、入院前のNさんの過ごし方を聴くことにより、本来Nさんの持っている力を引き出すケアが実施できると感じました。そして、日々変動する覚醒状態を観察し、覚醒のよい時間にNさんが楽しめる活動や心地よいと感じてもらえるケアを実施し、日中の活動と休息のバランスを調整して生活リズムを整えていくことが、夜間の良眠、ひいては日中の覚醒状況を促し入院環境に伴う認知機能低下のリスクの低減につながると感じました。

（福島昌子）

本事例の総評

本事例では、夜間せん妄に対する過鎮静で日中傾眠状態であったＮさんに対して、対話を通して覚醒状態を見極めながら、ケアや活動のタイミングを見計らっています。覚醒状態のよい時に、Ｎさんにいろいろな話題で話しかける中から、好きな過ごし方や楽しみについてキャッチし、そこから得られたＮさんの好みに合わせた「対話」により心地よさを引き出したり、日中の活動を促しています。またＮさんの好きな過ごし方や楽しみをケアにつなげていくことで、ケア提供者主導のケアになるのではなく、Ｎさんの持てる力を活かしながら生活リズムを整えていくケアにつながっています。

（岩﨑孝子・川原美紀）

2 症状の変化・進行にあわせた本人や家族との対話

症状の変化・進行にあわせた本人や家族との対話事例の「読み方」

（1）全体の構成・取り上げた事例の紹介

本章では、認知症の人や家族を中心に、治療や日常生活上のケアの選択における意思形成、意思表明、意思実現に向けた対話場面について、9つの事例を紹介している。これらの事例は、認知症の進行度により3つの時期に分け、「認知症を疑い始める時期」3事例、「不安定な症状がみられる時期」4事例、「意思疎通が困難になる時期」2事例を取りあげ、それぞれの事例の中で、どのように認知症の人の意思表明を支えていったのかを対話形式で示している。いずれの時期の事例も、よく直面すると思われ、どのように対話を進めてよいか悩んだ際に参考にしていただけるとよいと思う。

（2）対話事例で提示されている内容

ケア場面の中で、どのように本人の意思を形成し、表明に向けた対話を展開したのか、またその意思の実現のために、本人とその家族、ケアチームとの対話を、ケア提供者がどのように展開したのかを対話形式で記している。加えて編者らは、その対話におけるケア提供者の思考・意図や行為を「手がかり」として示した。

また、事例の提供者より「ケアチームによる共有」として、その対話場面で得られた対話のポイントやケアの実践をどのようにチームに共有していったのか、そして、「ケア提供者の振り返り」では、対話場面を振り返って、改めて考えたことや気づいたことを記してもらった。事例の最後には、編者による「事例の総評」として、事例における対話のポイントについて解説を加えた。

◆ 事例一覧

認知症を疑いはじめる時期	事例1	本人と娘の思いを引き出すことで介護保険申請につなげたAさん
	事例2	物忘れを自覚して不安があるが、家族に伝えられなかったBさん
	事例3	かかりつけ医のすすめで受診を受け入れて来院したCさんと心配する妻
不安定な症状がみられる時期	事例4	術後疼痛が生じ、不穏となっているDさん
	事例5	体動コールに不快感と猜疑心を抱いたEさん
	事例6	幻視の出現が強くなり、入院加療を決断したCさん
	事例7	過去の世界を生きているFさん
意思疎通が困難になる時期	事例8	多職種による薬剤と嚥下機能の検討により、経口摂取が継続できたGさん
	事例9	最期は自宅でゆっくり生活したいという願いをかなえたHさんと家族

対話場面の見方

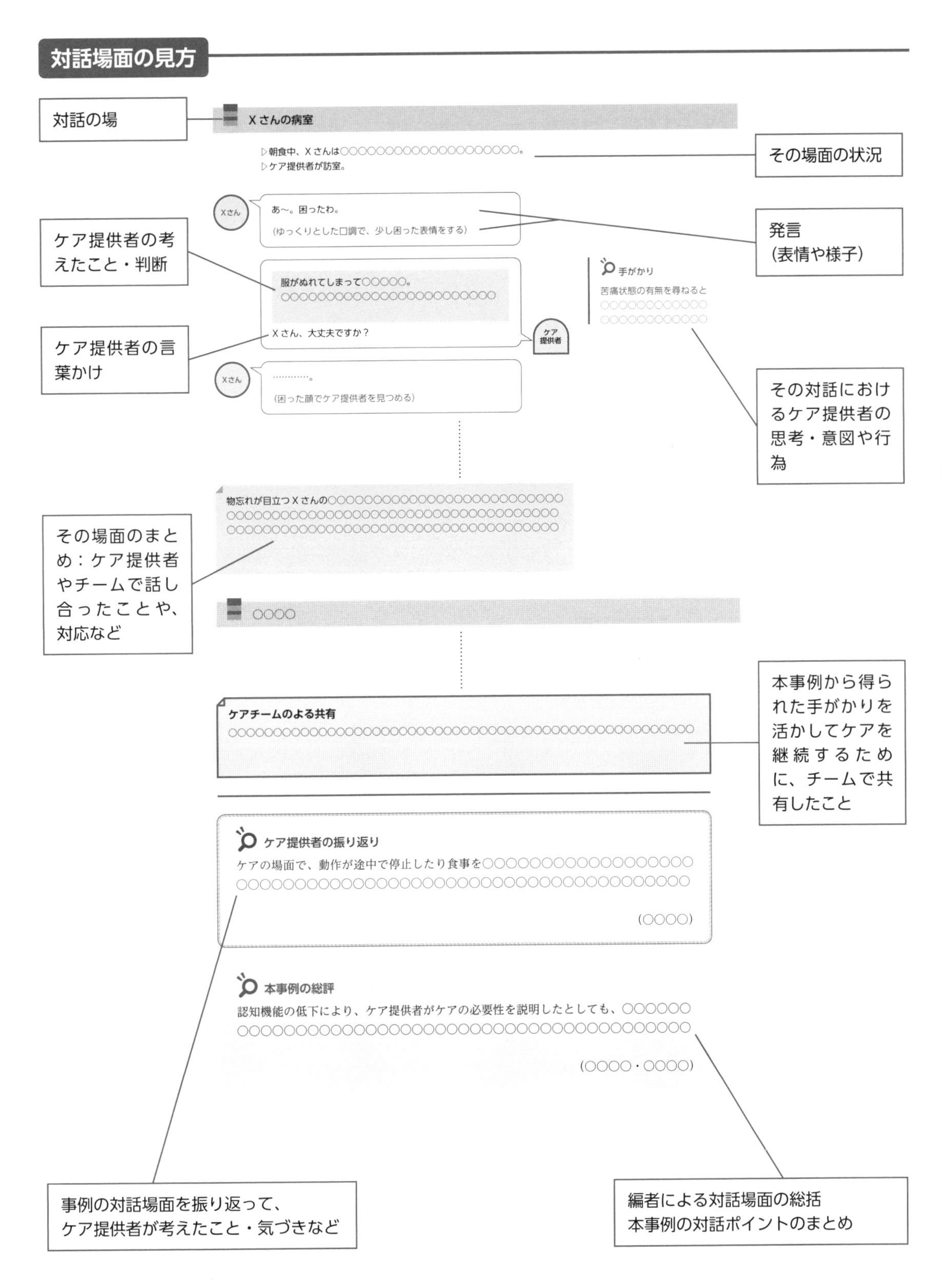
対話の場
Xさんの病室
▷朝食中、Xさんは○○○○○○○○○○○○○○○○○○○○。
▷ケア提供者が訪室。
その場面の状況
Xさん
あ～。困ったわ。
(ゆっくりとした口調で、少し困った表情をする)
発言
(表情や様子)
ケア提供者の考えたこと・判断
服がぬれてしまって○○○○○。
○○○○○○○○○○○○○○○○○○○○○○○○
ケア提供者の言葉かけ
Xさん、大丈夫ですか？
ケア提供者
手がかり
苦痛状態の有無を尋ねると
○○○○○○○○○○○
○○○○○○○○○○○
Xさん
…………。
(困った顔でケア提供者を見つめる)
その対話におけるケア提供者の思考・意図や行為
物忘れが目立つXさんの○○○○○○○○○○○○○○○○○○○○○○○○○○○
○○○○○○○○○○○○○○○○○○○○○○○○○○○○○○○
○○○○○○○○○○○○○○○○○○○○○○○○○○○○○○○
その場面のまとめ：ケア提供者やチームで話し合ったことや、対応など
○○○○
ケアチームのよる共有
○○
本事例から得られた手がかりを活かしてケアを継続するために、チームで共有したこと
ケア提供者の振り返り
ケアの場面で、動作が途中で停止したり食事を○○○○○○○○○○○○○○○○○○
○○
(○○○○)
本事例の総評
認知機能の低下により、ケア提供者がケアの必要性を説明したとしても、○○○○○○
○○
(○○○○・○○○○)
事例の対話場面を振り返って、
ケア提供者が考えたこと・気づきなど
編者による対話場面の総括
本事例の対話ポイントのまとめ

認知症を疑いはじめる時期

事例1 本人と娘の思いを引き出すことで介護保険申請につながったAさん

数年前から物忘れを自覚していたAさんと、それに気がついていた娘さん。お互いを気遣うことで第三者への相談には至らないまま、自宅中心の生活となっていた。転倒したことを契機に、その背景にあることをアセスメントし、Aさんと娘さんのそれぞれの思いを引き出し、介護保険申請、専門外来の受診につなげた事例。

プロフィール

Aさん　89歳　女性
併存疾患：高血圧
中学校で音楽の教員をしていた。

家族

夫（92歳）と娘家族、息子と3世帯同居中
娘、息子ともに仕事をしている。

経過

体力の衰えはあったが、夫婦で支えあうことで外出も自立していた。しかし、数年前に夫の足腰が弱り杖を使用するようになってから、徐々に外出頻度が減り、娘が買い物や食事の準備などを担うようになっていた。
一昨日の夜間、自宅階段から転落して救急搬送され、頭部裂傷、顔面打撲、肋骨多発骨折、血胸の診断で入院となった。そのほかにも右半身を中心とした打撲痕が多数あった。

本人の特性（持てる能力、嗜好など）

- 「大丈夫、ありがとう」という返答が多い。
- 入院の経緯などは曖昧に笑うなど、返答ではっきり話されることはない。
- 自分から何か訴えることはなく、表情があまり変わらないが、音楽教員時代の話を聞くと表情が明るく笑顔が見える。

対話場面の数日前（入院後）・当日の様子　▶ ケア提供者の考え

入院後の様子

・入院当日は混乱された様子が見られたが、時計やカレンダーを見ることで見当識は保たれていた。
・入院に至った経緯などはやや曖昧な返答が多く、痛みや困りごとを聞くが、「大丈夫」と答えることが多かった。
・周囲をキョロキョロと見回して落ち着かない様子や、安静時でも肋骨骨折部に手を当て表情を歪めていることがあったため、鎮痛薬について医師と検討し内服を開始したところ、安静時に骨折部に手を当て表情を歪めることはなくなった。
・入院翌日にCT検査を実施したが、新たな出血や血胸の増悪などはみられなかった。

▶ケア提供者の考え

・転倒した経緯など、あまりはっきりお話されないけれど、頭部外傷による記憶の混乱があるのかな。
・自宅で生活するAさんの様子も確認したほうがいいな。転倒の要因には認知機能の低下もあるのかもしれない。
・痛みもありそうだったけど、鎮痛薬を飲み始め安静時の痛みは改善したようにみえる。

当日の様子

・入院3日目。せん妄の発症はない。安静時は表情も穏やかで落ち着いている。
・外傷の程度から一週間程度で退院ができそうと、医師から本人と家族へ説明される。その際に「ありがとうございます」と話されるが、目線はキョロキョロと落ち着かない様子がある。
・介護保険の申請はしていない。本日、入院後初めて娘が本人の夫を連れ面会に来る予定。

▶ケア提供者の考え

・痛みは落ち着いてきているようだ。せん妄発症を心配していたが、今のところは大丈夫そうだな。
・落ち着かない様子があるが、何か心配事かな。
・介護保険も使っていないし、家族がきたら自宅での状況など聞いて退院に向けた調整が必要だな。

対話場面

Aさんの病室

▷面会時間となり、夫と娘が来院される。夫は杖を使用しており、足元はおぼつかない様子で、娘が周囲に気を配っている。
▷Aさんはベッド上で安静中。

旦那さんと娘さんがご面会にいらっしゃいました。
お通ししますね。

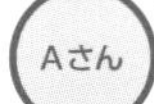

（夫、娘の姿をみると笑顔になり、ニコニコしながら）

ありがとう。

▷Aさん、夫、娘で談笑されている。

Aさんはご家族の顔がみられて安心したのかな、表情がとても和らいだ。
お話することによる体の負担も大きくなさそう。

こんにちは、担当看護師の〇〇です。
一昨日は夜中に大変でしたね。
Aさんには先ほど先生からお伝えしたのですが、心配していた胸の中での出血も増えていないので、様子をみて一週間くらいで退院できそうです。

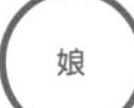

そうですか。わかりました。
そんなに早く帰れるのですね。（目線が下がる）

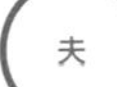

それはよかった。（表情を変えない）

娘さんは何だか不安そうだな。
病状というより、退院後の生活に不安があるのかな…。本人の前では言いにくいのかな。
Aさんと娘さん、別々にお話してみよう。

手がかり
本人と家族のコミュニケーションの様子から、退院に対する準備状況を確認する

▷ケア提供者は娘さんが席を外したタイミングで、声をかける。

ケア提供者：少しお話を聞いてもよいですか？

娘：はい…。
(やや疲れた様子で、返事をする)

▷ケア提供者は娘さんと面談室へ移動。

面談室

ケア提供者：Aさんやご家族が安心してお家で過ごせるように、これまでの生活についてお話を聞いて、これからの生活について一緒に考えたいと思ってお声かけしました。
ご自宅でのAさんのご様子や、何か気になることはありませんか？

> **手がかり**
> 退院の話題で娘の表情が曇ったことから、困りごとがあることを察知し、家での本人の生活状況を確認する

娘：気になること…。
数年前から同じ物を買ってきてしまったり、同じことを何度も言うことがあって。あんまり気にしていなかったんですけど。
その頃から父も足が弱くなっていたのもあって、だんだんと外に出ることがなくなっていて…。
最近は、たまに父と二人で近所を散歩するくらいでした。
身の回りのことは私が手伝えるので…。

ケア提供者：そうだったのですね。
食事の準備も娘さんがされていたのですか？

娘：そうです。
昔は料理が好きだったんですが、だんだんやりたがらなくなって。
半年くらい前に一度鍋を焦がしてからは、めっきりですね。
母もショックだったんだと思います。

ケア提供者：
> 近時記憶障害や遂行機能障害が生じていたんだな。
> ご本人もそれを自覚されることで意欲の低下や気持ちの落ち込みにつながっていたんだろう。
> 娘さんも気がついていたけれど、言えなかったんだ。

Aさんもご家族もつらい思いをされましたね。

> **手がかり**
> 本人の認知機能の低下による生活への支障とそれに対する落ち込みが生じていた状況を、家族の語りにより把握する

娘：(深くうなずきながら)
兄も気がついていたと思いますが、何となく言えないまま。

母が傷つかないように、私が手伝えばいいかと思っていたんですけど…。
母の足まで弱くなってしまって…。両親とも動けなくなってしまうかもしれないと思うと、私も仕事をしているし…。

> Aさんの認知機能の低下、Aさんの夫の身体機能の低下を娘さんが日々補完していたんだな。
> 娘さんも大変だったけれど、Aさんもきっと生活のしにくさがあっただろうな。

そうですね。今回の入院を機に今後の生活について考えるきっかけにできるといいと思います。
娘さんのお話や、Aさんのご様子からもAさんも何かしらお困りのことがあるように思います。
もしよければ、私からAさんにお話を聞いてみてもいいでしょうか？

手がかり

家族同士では確認しづらい本人の思いを、代わりに尋ねることを提案する

娘

このまま何もしないでよいのか、どうしたらよいかわからなかったんです…。
母がどうしたいのか知りたいと思っていたんです。よろしくお願いします。
（ケア提供者の目をしっかりと見て話す）

> 本人も家族も、異変に気付いていたけれど、どうしたらよいかわからなかったんだ、娘さんが安心してくれている様子でよかった。
> 家族の気持ちを聞けたから、今度は本人の気持ちも聞いてみよう。

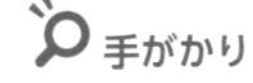

これまでの経緯を家族に確認することで、本人の現在の思いを確かめる必要があると考える

わかりました。
まずは、Aさんと私の二人でお話をしようと思います。

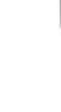

ケア
提供者

はい、お願いします。

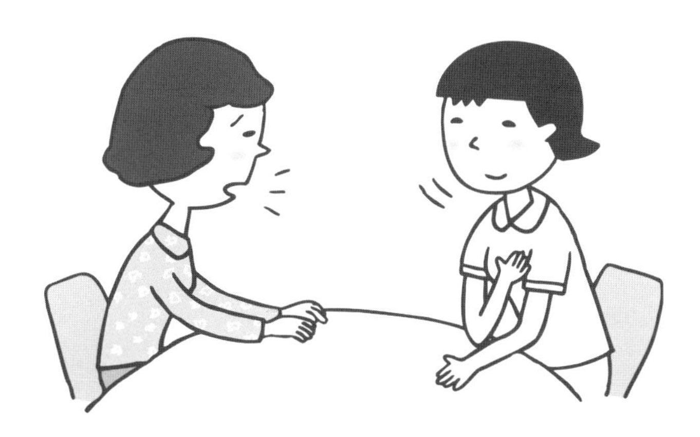

Aさんの病室

▷ケア提供者は、Aさんの病室を訪問。
▷娘は、父親（Aさんの夫）といっしょに院内の売店へ。

ケア提供者：Aさん、先ほど娘さんからもお話を聞いたのですが、ご自宅に帰った後も安心して生活できるようにお手伝いしたいと思っています。Aさんのご自宅での過ごし方について、お話を聞かせてください。

Aさん：お願いします。
娘がよく手伝ってくれるんです。
食事とか、ほかにもいろいろ。身の回りのことをたくさんね。
（少し不安そうな表情）

ケア提供者：
> 娘さんが身の回りのことをたくさん手伝ってくれていると、強く感じているんだな。

そうなのですね。
Aさんは昼間はどんなことをして過ごされるのですか？

手がかり
自宅への退院に向けて「手伝いをしたい」という思いを伝えることで、本人自身の不安や困りを確認する

Aさん：何にもしてないの。娘がやってくれるから…。
（眉が下がり、声のボリューム、トーンが下がる）

ケア提供者：
> なんだか少し悲しそう。
> Aさんは短期記憶や遂行機能の低下はあるけれど、日常生活ではもっとできることがありそう。
> 興味のありそうなことをうかがってみよう。

娘さんが気遣ってくれているのですね。
Aさんは音楽の先生をされていたとお聞きしましたが、何か楽しみなどはありますか？

手がかり
若い時の話をしながら、生活のなかの楽しみを確認する

Aさん：昔はね、子どもに歌を教えたり、いろいろしていたのよ。
お父さんとよく散歩に行っていたし。
（声のトーンが高くなり、表情が和らぐ）

ケア提供者：
> 表情が少し明るくなった。
> 今は、楽しみがなくなってしまったのかな。
> 外にあまり出る機会がなくなっているのかな。
> もう少しAさんの気持ちを聞いてみよう。

そうだったんですね。
外に出るのは心配ですか？

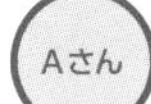

そうね、お父さんの足も弱くなっちゃったし、忘れちゃうから、子どもたちに迷惑かけたくないから。
頼りっぱなしにならないように。

（言い聞かせるように、うなずきながら話す）

外へ出たり、人と関わることが好きなのだな。
自分でできることをしたい気持ちと、失敗して娘さんに迷惑をかけたくない気持ちが強いんだな。
Aさんもご家族も安心して外に出る機会があるとよいのかな。
このままだと、Aさんの認知機能や筋力は低下してしまうし、精神面への影響もありそう。
今後のことも考えると、介護保険などの利用はAさんにも娘さんにも必要なことだろう。

娘さんもAさんのことをとても気にかけていました。
Aさんも娘さんも安心して生活できるように私たちにお手伝いさせて頂きたいなと思います。
Aさんの外出や家の中のことをお手伝いしてくれるような、何かサービスを利用できると考えているのですが…。
これから相談させていただけると良いなと思っています。
いかがでしょうか。

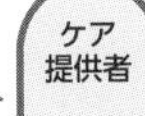

手がかり
本人が娘に迷惑を掛けたくない思いを察し、介護保険等によるサービス導入の必要性を確認する

手がかり
家族の思いを代弁しつつ、あえて第3者が本人に支援をしたい旨を伝え、サービス導入提案への感触を確かめる

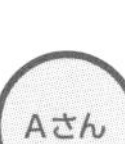

…。（笑顔でうなずく）

Aさんは、サービスを導入すること自体には、今のところ消極的ではないみたい。
Aさんと娘さんたちご家族の両者にとって負担が少なく生活できるような支援方法を考える必要があるな。

▷同日中に、夫、娘同席のもと、Aさんに介護保険について提案することにする。

Aさんの病室

▷娘、夫にも同席してもらう。
▷ケア提供者は、Aさんの「迷惑をかけたくない」気持ちや「できることを行っていきたい」気持ちを伝え、介護保険について提案することの了承を得る。

Aさん、娘さんとお話させてもらいました。
ご家族で協力されていたのが、よくわかりました。
ですが、ご家族だけで頑張りすぎるのもよくありません。
Aさんやご家族がよければ、Aさんがお好きな歌を歌ったり、外で気分転換のお手伝いや、夜のトイレも安心して行ける手すりなどを検討するために、介護保険の申請をしてみませんか？

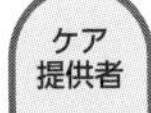

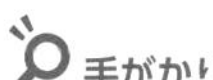
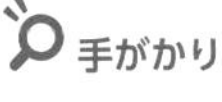

本人と家族がお互いに思っていることを橋渡しすることで、介護保険による支援が受けられるよう、調整する

Aさん：……。（娘の方を見ている）

ケア提供者：Aさんは、旦那さんや娘さんの希望を気にしてるみたい。

娘：ちょっと私が一人でやりすぎてたね。
お母さんがよければ私は何でもいいよ。

夫：私も足が悪いからね。
外に出るのは大変なんだ。やってもらえるならありがたいね。

Aさん：お願いします。（娘と目を合わせ、笑顔）

ケア提供者：ご家族の気持ちを聞けて、介護保険の導入を決断できたのだろうな。
家族の負担が減ることがAさんの希望でもあるなら、安心したのかもしれない。よかった。

後日、入退院支援専従看護師を交え、生活背景やそれぞれの思いのすり合わせを行い、介護保険の申請につながった。また、本人の希望もあり、もの忘れ外来へつないだ。

ケアチームによる共有

カレンダーや時計を設置し、見当識障害を補完し、Aさんができることを奪わないように関わる。

ケア提供者の振り返り

認知症初期では、本人が物忘れを自覚されることで傷ついていたり、家族が違和感を感じていながらも、家族だからこそその違和感を言葉にできず苦しんでいることがあります。本事例はAさんの機能低下を娘さんが補完するよう関わっていましたが、Aさんのできる役割も娘さんの役割となりつつありました。しかしながら、それは身体的にも精神的にも互いに負担となりつつあったのだと考えます。

転倒に至った背景を包括的にアセスメントすること、首を傾げたり、眉を下げ困った表情、また音楽教師をしていた頃の話をする生き生きした声に比べ、ボリュームやトーンが下がった声など非言語の観察をもとにアプローチを進めることの重要性を改めて感じました。また、認知機能低下を自覚、また家族が把握したとしても、それを誰かに相談することへの障壁があることも改めて感じ、軽度認知機能低下や初期段階特有の心理面のケアにも注意が必要だと考えます。

（川添紀子）

本事例の総評

本人が自分で自分のことをできなくなってきていることへの支援が、かえって申し訳なさや遠慮の気持ちを本人に抱かせてしまうことがあります。また、支援が必要になってきている状況を家族が気づきながらも、本人に伝えることにより「傷つけてしまうかもしれない」というためらいによって、互いに気づいていることや思いを伝えられずに生活してきているという状況も生じてしまいます。

本事例ではケア提供者がそれらの状況に気づき、本人と家族それぞれの思いをくみ取ることができています。娘さんと本人の気持ちを引き出すために「対話」する機会をそれぞれに設け、言語的・非言語的コミュニケーションを通して両者の思いをキャッチし、次に両者の思いをすり合わせるように３者での話をする機会を設けており、段階的に本人や家族と向き合うことで、必要な支援に向けた提案をすることにつながったのだと思います。

また、客観的にはサービス導入が必要だと判断される状況であっても、必ずしも当事者がそれを「よし」とせず、サービス利用に消極的な場合もあります。本事例でケア提供者は、Ａさんや家族の現在の状況からサービス導入の必要性を認識しながらも、まずは本人や家族のサービス導入に対する反応を確かめることを行っています。一方的な押し付けにならないように、留意した支援の態度が重要であると思います。

（山縣千尋・原沢のぞみ）

認知症を疑いはじめる時期

事例 2 物忘れを自覚して不安があるが、家族に伝えられなかったBさん

一人暮らしで、物忘れが目立つようになってきたBさん。病気、薬剤、手術に関しては理解しており、一人で外来に通い治療を決定してきた。息子さんは物忘れが目立ってきたBさんのことが心配で、一人暮らしは無理だと思い伝えると、Bさんは怒ってしまった。一人暮らしが心配な息子さんと、息子さんが関わると怒ってしまうBさんに対して、Bさんの考え、心配ごとやできていることを確認し、ご自身なりの努力に理解を示して関わることで、怒りや拒否的な態度はなく、支援についての話をすることができた事例である。

プロフィール

Bさん　75歳　男性
前立腺がん　高血圧

家族

本人、妻（他界）、
長男（他県）、次男（海外）

経過

・前立腺がんの診断を受け、紹介にて当院で手術予定となった。入院期間は約1週間の予定だった。
・入院前に他県に住む息子さんから電話があり、「最近物忘れが目立っているため、一人暮らしが無理なのではと心配している。自分が言うと怒ってしまうので、入院を機に一人暮らしをやめるように言ってほしい。自分が相談したとわかると怒るから、知られないようにしてほしい」と、困った様子で相談があった。
・Bさんは最近、物忘れが目立つようになり、そのことを自覚しているため、自身で地域包括支援センターに連絡を取ったことがあるそうだが、その後、継続的な支援につながってはいないとのことだった。

本人の特性（持てる能力、嗜好など）

○ 医療機器メーカーの社員として定年まで働いた後、ボランティア会の会長を務めた経験があり、明るい性格で決断力がある。
○ 物忘れの自覚があり、忘れないように携帯にメモをするなど工夫している。
○ 行きつけのお店でご飯を食べることを楽しみにしている。
○ ご自身でも地域包括支援センターに連絡を取ったりなど、これまでも自分のことは自分で決定してきた。
○ 現役だった頃の知識を活かし、病気や薬のことを理解し、自身で治療の決断をしている。

対話場面の数日前・当日の様子　▶ ケア提供者（退院調整看護師）の考え

数日前の様子

・外来で入院・手術の説明を受け、治療に同意した。
・息子さんは入院前日にBさんの家を訪れて、入院の準備を手伝い、一緒に来院された。Bさんは手術前日に入院し、予定期間は1週間。
・入院後から手術までは、特に問題なく入院生活を過ごしており、担当看護師は物忘れがあることに気づかなかった。

▶ ケア提供者の考え

・手術までは特に大きな困っていることはなく過ごせていたんだな。手術が必要なことも理解できているので、会話の理解が難しい状態ではなさそう。
・物忘れも病棟看護師が気づかない様子だったから、本人の工夫で目立って困るような場面がなかったんだな。

当日の様子

・手術が終わりベッドで横になっている。術中、術後の経過は特に問題なく、落ち着いて過ごしている。
・術後もトイレに行きたい時など説明した場面や本人の必要な時には、ナースコールを押すことができている。
・息子さんは手術が終わり安心した様子でデイルームで過ごされている。

▶ ケア提供者の考え

・ナースコールを押すなどの判断はできているし、呼ぶように伝えられた場面でも忘れずに呼べているんだな。状態は落ち着いている様子かな。

対話場面

Bさんの病室

▷ Bさんは、手術が終わり、テレビを見ながらベッドで横になっている。ベッド周囲やオーバーテーブルは、物が整って置かれていた。

手がかり
本人の様子を観察し、話しかけるのが可能か判断する

手がかり
本人の様子や周囲の環境の観察から、認知症の症状による生活への影響を査定する

ケア提供者

> 体調はどうかな。話をするのが難しければ後日にしよう。
> ベッド周囲は整頓ができているし、テレビを見たりする集中力は保たれているのかな。

Bさんこんにちは。退院支援看護師〇〇です。
身体の調子や家での生活のことを少しうかがいたくてまいりました。
今、よろしいですか。

Bさん

（こちらを見ながら）
いいですよ。
（と答え、テーブルの上のリモコンを取りテレビを消して、椅子をすすめる）

ケア提供者

> 注意は向けられている。
> 行動はスムーズで、使い慣れていないリモコンも扱えている。
> 理解力は目立って衰えていないのかもしれない。

ありがとうございます。
手術の痛みはありますか？
（と、椅子に座って伝える）

Bさん

（目線を合わせたまま）
少し痛むけど、大丈夫だよ。

無事終わってよかったです。ご入院したのはいつですか？

Bさん

昨日だよ。

（と答え、テレビの前に置いてある紙を確認する）

日にちの感覚は保たれているし、確認して記憶障害を補っている様子だな。

入院して翌日の手術で大変でしたね。

Bさん

思ったよりは大丈夫だよ。
最近よく忘れちゃうから、こうやってメモするようにしてるんだよ。
ほら見て。

（と、メモ紙や携帯電話のメモ機能をみせる）

携帯電話の操作もスムーズだな。
たくさんメモされている。
物忘れのことが気になって、忘れないように工夫しているんだな。

ケア提供者

いろいろと工夫されて頑張っているんですね。

手がかり

本人の物忘れに対する認識や工夫に対し、自尊心を傷つけないよう細心の注意を払って、労い承認する

Bさん

そうなんだよ。
それでも忘れちゃうことがあって困っちゃうんだよ。

包括支援センターに連絡を取ったこともあるみたいだし、やっぱり困っていることがあるんだろうな。
物忘れの自覚もあるから不安だろうな。

ケア提供者

ご苦労があるんですね。
家での生活も大変ですか。

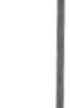

手がかり

本人が感じている、物忘れへの対策をしながらの生活の大変さに共感する

家での生活で、本人自身が大変に感じていることを確認する

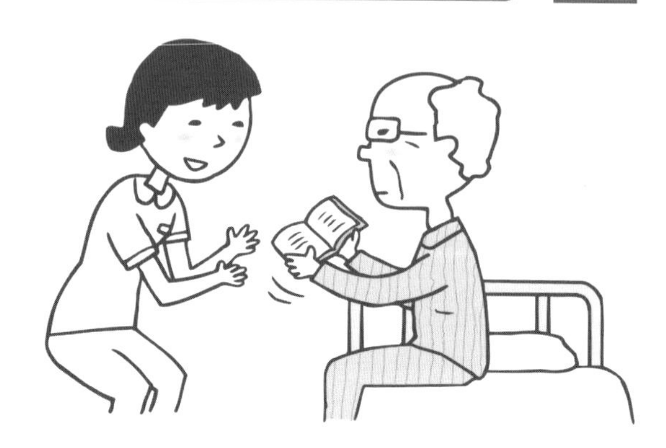

Bさん

色々大変なんだよ。ご飯は買ってくるようにしたり、馴染みのところに食べに行ったりして、それは楽しみだからいいんだけど。
家のことはやっぱり大変だな。掃除とか洗濯とか…。
病院の外来とか、忘れないようにしないといけないこともあるから。

> 楽しみなこともあるし工夫して対応する力はあるけど、一人暮らしで家事や受診などを忘れずにこなすことに努力が必要なんだな。
> ご自身の病気のことも理解して治療を決めてきた人だから、物忘れに対しても自身なりに考えていることがあるかもしれない。

色々ご苦労や心配があるんですね。
物忘れについてもご心配だと思いますが、原因を調べてみたいと思いますか？
治療で治るものであれば、改善することもありますし、そうでない場合もあります。

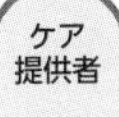

手がかり

家での生活を確認し、楽しみや工夫して生活している点を見出す

これまでの医療に対する意思決定の状況から、物忘れに対する考えがあるかもしれないと考える

手がかり

本人の物忘れへの心配に共感しながら、原因を知る意向があるか確認する

Bさん

そうだね、心配だよ。
こうやって携帯でメモしたりしてるんだよ。ほら見て。
（と、携帯を見せる）

> うまく伝わっていないな。もっと簡潔に表現しないと理解が難しいのかもしれない。
> それとも、あまり触れられたくないのかな。怒ってはいない様子だけど。
> もう一度聞いてみよう。

そうですよね。ご心配ですよね。
物忘れのことも原因を調べてみたいと思いますか？

手がかり

質問に対して逸れた返答があったことから、説明がうまく伝わっていないことを判断する

伝え方を簡潔にして、再度意向確認を試みる

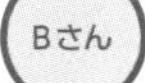

そうだな…。
家のことも大変だし気にはなっていたけど、心配で。その方が安心かな。
こうやって携帯でメモしてるんだよ。

> 今度は伝わったかな。検査の話に拒否的な反応はなかったな。
> 話の内容が繰り返されるようになってきたから、少し混乱してるかも。
> 話はいったん終わりにしよう。

家での生活でも大変なご様子なので、一緒に考えさせてください。
お話聞かせていただき、ありがとうございました。

手がかり

会話の内容の繰り返しが増えてきたことから、混乱していることを推察し、話をいったん終了する

Bさん：わかりました。よろしくお願いします。

ケア提供者：
忘れてしまうかもしれないけど、今の段階では家での生活のことを一緒に考えることに了解は得られてよかった。

> 🔍 **手がかり**
> 家族から得られた情報と本人から直接得た情報から、困りに対して誰にどうアプローチするのがよいか考える

Bさんは、短期記憶障害と術後のためか理解力の低下がみられた。自身で自覚している物忘れに対しては、自分なりに工夫して生活をしてこれているが、物忘れによって生じる生活での不便さや、不安を抱いている様子がうかがえた。
息子さんが「忘れている」ことを伝えると怒るということだったが、医療者がBさん自身なりに工夫してできていることを承認し、不安や困っていることを中心に話してみると、Bさんは率直に気持ちを話され、怒りの反応は見られなかった。このことから、家族ではない者が対応することが適している可能性があることと、息子さんの対応がBさんにとっては、「できていないこと（忘れている）を言われている」ように伝わってしまったことで、傷つき、怒りの反応になっている可能性が考えられた。
そこで、息子さんには不安や生活のしにくさを感じているBさんの現状を知ってもらい、困っていることが生じている生活環境への調整について検討していく必要性があると考えた。

面談室　息子さんとの面談

▷Bさんとの面談直後に、デイルームで一人で過ごされている息子さんから話をうかがうため面談室に案内する。
▷ケア提供者は挨拶を済ませて、本題に入る。

ケア提供者：
息子さんから見たBさんの様子を聞いてみよう。

電話で対応した退院支援看護師○○です。よろしくお願いします。
Bさんの様子は息子さんから見ていかがですか？

息子：前に伝えたことや電話で話したことを忘れてしまっていて…。
そのことを言うと怒るんですよ。
（と、困った様子）

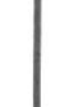

> 🔍 **手がかり**
> 家族から、本人の症状や家での生活状況の情報を得て、本人と家族の困りごとの原因を探る

ケア提供者：
物忘れが一番目立つのかな。
症状に気づいた時期と、物忘れ以外の症状について聞いてみよう。

物忘れはいつ頃から気が付きましたか。
他に、外出しなくなったり、元気がない、金銭管理がうまくできないなどありますか？

息子：去年ぐらいから少し気になっていたんですが、最近は多いです。
前より気が弱くなった気がします。

そんな状態で、一人暮らしは無理だと思うんです。

（と、早口で話す）

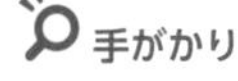

一人暮らしが無理だと思う理由を、家族に確認する

> 詳しい生活の様子は把握できてない様子だけど、物忘れは急激に出現したわけではなさそうだな。
> 一人暮らしであることが、とにかく心配なんだな。

一人で暮らしていることがとても心配なんですね。
お父様とはどんな風に話しているんですか？

手がかり

家族に本人とのコミュニケーションの取り方について確認する

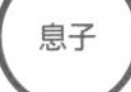

『その話はしたけど、忘れちゃったの？』って、忘れてることを伝えるんですが、覚えてないし、怒っちゃって…。

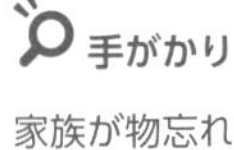

家族が物忘れを指摘していることを確認し、そのことが本人を傷つけてしまっているのではないかと分析する

本人の忘れないようにしている工夫や心配に思っていることを、家族に代弁する

本人が傷つかないような言葉かけを、家族に助言する

> 息子さんの伝え方だと、物忘れのことだけを指摘されているように感じて、Bさんは傷ついたのかもしれない。
> 認知症が疑われるし、家族の関わり方は大切だから伝えてみよう。

ケア提供者

Bさんも物忘れを自覚して携帯でメモをして工夫しているけど、「心配だ」と言ってました。
忘れていることだけを伝えると、Bさんも悲しくなったり苛立ったりするのではと思います。
心配している気持ちを伝えると、息子さんの思いが伝わるのではと思います。

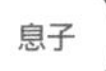

そうですね。忘れていることしか言ってませんでした。
本人も心配していたんですね。確かに言い方はよくなかったかもしれないな。
でも、僕が言うのは…、怒っちゃうので。

（理解はできるが困ったような表情）

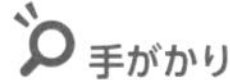

提案への家族の反応を、言葉だけでなく表情なども含めて査定し、今後の家族支援の方向性を見極める

一度にではなく、少しずつ情報提供するのがよいと考える

本人への援助の方向性を伝え、家族の同意を得る

> Bさんなりに工夫したり、不安を抱いていることは伝わった印象だけど、息子さんもどう接してよいのか迷っている様子だな。
> Bさんの理解につながるように、少しずつ情報を共有していけたらいいな。

ケア提供者

一人暮らしが無理だと伝えるのは、Bさんが傷ついて介入を拒否するかもしれません。
生活面でも大変だとBさん自身も感じてるので、ご本人の意向を聞いて支援していきたいと思います。

息子

わかりました。そうしてもらえると安心です。
よろしくお願いします。

（と、笑顔で答える）

息子さんは、本当にBさんが一人暮らしをすることが心配なんだな。
Bさんなりに工夫したり不安があることは、伝わってよかったけど、どんな風に接したらよいのか戸惑っている様子だな。
医療者が中心になって関わるのがよさそうだな。

ケア提供者

▷息子さんは面談後、他県の自宅に帰宅した。

物忘れが目立つBさんの生活をとても心配している息子さんの様子がうかがい知れた。しかし、物忘れのため一人暮らしが無理だと思い込んでおり、Bさんのできていることや物忘れを自覚するつらさには、目が向けられていなかった。今後Bさんが認知症であった場合、Bさんらしく生活していくためには、理解者である家族の支持的な関わりが必要となってくると考え、今あるBさんの肯定的な部分や伝わっていない気持ちを伝えることが大切だと思った。
一定の理解は得られた反応であったので、まずは「入院中に術後の生活への影響も考慮しながら、Bさんへの支援を検討することが必要」と考え、担当看護師と協働することを計画した。

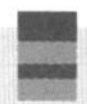

ナースステーション　担当看護師との共有場面

▷ケア提供者は、Bさん・息子さんと面談した翌日に、担当看護師と各々からうかがった話の内容を共有して、入院中の支援の方向性について調整する。

本人と家族の話を伝えて、方向性の検討をしよう。

ご本人とご家族からお話をうかがいました。
息子さんはかなり心配されて、「一人暮らしは無理だ」と考えているようです。
Bさんも物忘れのことを不安に感じていて、検査も考えているようでした。
普段の様子はいかがですか？

ケア提供者

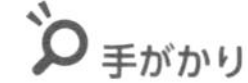

手がかり

本人と家族が感じている困りごとをスタッフと共有し、方向性を検討するよう働きかける

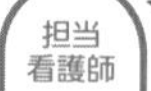

担当看護師

そんなに物忘れがあるんですね。
入院してから特に目立ってなかったので、わからなかったです。

本人が、かなり努力していることを伝えておこう。
術後の経過やセルフケア指導などがあるか、確認してみよう。

そうなんですね。
メモをして忘れないようにかなり注意されている様子でした。
今後の経過は、どのようになりそうですか？
術後の生活での注意点はありますか？

ケア提供者

手がかり

表面的にはわからない物忘れ症状に対して、本人がかなりの努力や工夫をしていることをスタッフと共有する

セルフケア指導が必要になる可能性をふまえて、今後の経過や生活での注意点をスタッフに確認する

担当看護師

予定では１週間ですが、ドレーンの抜去が長引きそうなので、付けたまま退院して通院してもらう可能性があります。
退院後は尿漏れがしばらく続くので、パッドの活用や改善のための

体操を指導していますが、難しいですかね。

> ドレーンをつけて退院するのは、知識や方法を覚える必要があるので、日常生活だけでも大変そうなBさんには負担が大きいかもしれない。
>
> 指導に関しては紙に書いて行えば、今もメモを活用しているから、うまく実施できるかもしれない。

今でもかなり努力されている様子なので、ドレーンを管理することは負担が大きいかもしれません。
でも、指導などはメモをして工夫されているので、用紙を使用して繰り返し説明できたらいいと思います。

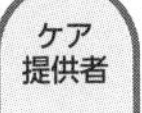

担当看護師

わかりました。用紙を活用して指導するようにします。
医師とも共有して、ドレーン管理中は入院が可能か相談してみます。

> ドレーンが抜けてから退院になるといいな。
> 術直後は少し混乱してたから、具体的に確認したり、わかりやすく説明したほうがよさそう。
> 自分で決めてこられた人だから、決められるように支援できるといいな。

ありがとうございます。
昨日は理解が難しい様子があったけど、自分なりに工夫して記憶しながら、色々と決めてこられた人なので、今後の生活の注意点などわかりやすく伝えたり、日常生活で困っていることを具体的に聞きながら、一緒に検討できるとよいと思います。

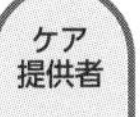

担当看護師

そうですね。Bさんに生活で困っていることなどうかがって、一緒に調整してみます。

> Bさんと息子さんの状況は共有できた。
> 記憶障害や理解力の低下が見られたBさんへの関わり方の工夫も伝わったかな。

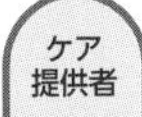

▷５日後、退院が翌日に決まる。
▷Bさんは担当看護師から生活指導を受けて、具体的に生活での困っていることを確認したり、物忘れに対する思いを話し合う。洗濯や買い物、食事作りへの困りや物忘れに対する診察の希望がきかれたため、退院支援看護師（ケア提供者）と担当看護師で状況を共有し、Bさんの許可を得て地域包括支援センターの担当者と連絡を取ることになる。
▷Bさんの現状、意向、家族の思いを共有し、退院後改めてBさんと面談する方向になる。
▷本人から連絡がなければ、地域包括支援センターの担当者から連絡を取ってもらえるように調整する。これらのことを息子さんに伝えると、安心した様子がみられる。

手がかり
退院後の医療処置について、本人の工夫していることを活用した方法と難しい点をスタッフに助言する

Bさんの病室　(退院前)

ケア提供者：Bさん、こんにちは。退院支援看護師○○です。
手術の後にうかがった者です。あの時はまだつらそうだったので、覚えていないかもしれないですが。

Bさん：ああ、そうなんですね。来てくださったんですね。
ちょっと忘れていてすみません。

ケア提供者：

記憶には残ってない様子だな。

家での生活のことをうかがったりさせていただいたんです。
明日退院となり、よかったですね。

Bさん：いろいろと相談にのってもらって、帰ったらセンターの人に相談してみることにしました。
忘れても連絡してくれるみたい。よかったよ。(笑顔)

ケア提供者：

表情も明るいし、安心している様子だな。
調整されたことも理解されている。

よかったですね。心配なことはないですか？

Bさん：退院後は、お酒飲んでもいいのかとか聞いておきたいんだ。
(指導用紙にメモをする)

ケア提供者：そうですね。好きなことは楽しみたいですよね。

尿漏れの理由、一般的な経過や注意点、体操の仕方について表記された指導用紙にメモを取り、活用できている。

息子さんも退院が決まって喜んでいるんじゃないですか？

> **手がかり**
> 退院後の生活についてイメージできているかを本人に確認し、理解状況や調整したことについて評価を行う

Bさん：息子も安心してたよ。
あっちも色々と心配してたみたい。言われちゃったよ。

ケア提供者：

息子さんの心配も伝わったんだな。

そうですね。家族だからやっぱり心配になりますよね。

Bさん　まあ、帰ってボチボチやります。（笑顔）

ケア提供者の振り返り

Bさんは物忘れがあっても、病気や治療のことを理解し今回の治療もご自身で決定してきました。物忘れに対しても自分なりに工夫してメモをしたり、地域包括支援センターに連絡したりなど行動を起こしており、考え対処する能力がある方だと考えました。しかし、ご自身で対応できている事実がある一方で、物忘れを自覚することで不安が生じており、関わり方によって傷つく可能性があることを理解することが大切だと考えました。

そこで関わる医療者間で、Bさんを理解し傷つけないような関わり（用紙を活用して記憶のみに頼らない、わかりやすい伝え方を意識する、具体的な質問をする）を行い、覚えられない・わからないといった体験につながらないようにすること、また、ご自身で決める能力を活かして支援することが必要であると考えました。このように不快な体験を回避し持てる能力を活かす関わりを意識したことが、拒否なく支援を受け入れてもらえることにつながったのではと考えます。

また、重要な支援者である息子さんに、Bさんなりに自覚し対処したり不安を感じている事実を伝えることで、「一人暮らしができなくなって心配しているのに、怒ってしまう父親」という理解だけではなく、Bさんの気持ちやできていることを知るきっかけは作れたのではないかと考えます。今後、理解を促しながら家族が支持的な支援を行えるようにか関わっていくことが必要だと感じました。

（三村千弦）

本事例の総評

本事例では、本人の様子や周囲の環境の丁寧な観察から、認知症の症状による生活への影響や持てる力を見極めています。物忘れがあるけれども自分なりの工夫をしているBさんに対して、自尊心を傷つけないように注意しながら、苦労をねぎらったり、工夫していることをフィードバックするなどの「対話」が、Bさんが困っていることを開示したり、相談をしてくれたことにつながったのだと思います。

また、忘れてしまうBさんの不安と、心配する家族との間での思いの行き違いに気づき、家族の心配する気持ちに共感しながら、Bさんの工夫や思いを代弁し、自尊心を傷つけない関わりの工夫を助言したり、一緒に支援の方向性を確認し、スタッフとも共有するなど、関わる人々すべてに対する支持的な関わり方が、今回の調整につながったのではないでしょうか。

（原沢のぞみ・岩﨑孝子）

認知症を疑いはじめる時期

事例3 かかりつけ医のすすめで受診を受け入れて来院したCさんと心配する妻

もの忘れ外来では、「『自分には認知機能低下はない。だから受診しなくてもよい』と言って家族の説得に耳を貸さないが、どうしたら受診できるか」という相談が少なくない。その場合、一度脳の検査をしておくとよいことを提案するなど、何とか足を運んでいただく方法を家族とともに考える。なかでもレビー小体型認知症（以下、DLB）の軽症期では、記憶障害（もの忘れ）は目立たず、幻視以外では日常生活に支障がないため、必要性を感じられない人が多い。そのため、本人の思いを尊重しつつ、よい環境下で診察を受けることができるようにすることが課題と思われる事例である。

プロフィール

Cさん　75歳　男性
レビー小体型認知症

家族

妻（70歳）と二人暮らし
子どもはいない

経過

60歳まで印刷会社に勤務し、定年後は70歳までシルバー人材に登録し、公園の整備などの仕事をしていた。
最近（75歳）、「小さい子どもが家の中に入ってきた」と言い、「家に帰りなさい」と声をかける様子があった。数週間後の夜中、突然起き出し「家の中に白装束を着た男が3人いる」と言い、妻の制止を振り切って110番に通報したことから、かかりつけ医を受診してDLBを疑われ、もの忘れ外来での精査をすすめられた。
妻からもの忘れ外来の受診について話があると、本人は「どこも悪いところはない」と受診を拒否したため、本人が信頼しているかかりつけ医が説得し、受診にこぎつけることができた。

本人の特性（持てる能力、嗜好など）

- ○ 病院の受付や検査の説明、体温・血圧・身長・体重測定など担当者の声かけに対し、「ありがとう」という言葉が聞かれ、妻を頼りながらも進んで検査を受けていた。
- ○ 妻との関係は良好で、「元々穏やかな性格で、怒ることはほとんどなかった」と妻からの情報あり。
- ○ 幻視については、症状に言動が左右されることもあれば、「何かおかしい」と感じている様子もみられていた。

対話場面の数日前・当日の様子　▶ ケア提供者の考え

数日前の様子

- かかりつけ医から受診をすすめられた時は、特に拒否することなく了解していた。
- 妻から受診日の前日に具体的な日時を告げられたが、「うん」と言うだけであった。

▶ ケア提供者の考え

- インテークで本人が受診に消極的なことを妻から相談され、かかりつけ医にすすめてもらう方法をアドバイスした。
- かかりつけ医からのすすめに対して拒否なく聞いており、その後も拒否する様子はなかったが、本心はどう思っているのだろうか。受診当日にお会いした時に聴く機会を設けよう。
- 今後のサポート体制について検討するために、公認心理師やMSWに情報提供しておこう。

当日の様子

- 予約時間通りに来院され、受診前の検査（頭部 CT、胸部X－P、採血、心理検査）を実施される。
- 心理検査時も拒否することなく終了する。
- 診察時も医師の質問に対し、本人なりに答えていたが、なぜ受診するのか理解（納得）されていない表情をしている。
- 妻は「いつ悪くなるか不安がある」と、症状の変動に不安がある様子である。

▶ ケア提供者の考え

- なぜ受診に至ったのか理解（納得）されていないようだ。かかりつけ医からすすめられたことで、「仕方がない」という思いになったようだ。
- 妻は本人の症状をどのように捉えているのか、聴いてみたい。
- 本人と妻が望む生活をどのようにサポートすればよいか、方向性が示されるとよい。

対話場面

待合室

▷予約時間の 15 分前に、外来に妻とともに来院する。
▷受診前の検査を実施。心理検査を待っている。

ケア提供者

心理検査の前に一度ごあいさつしておこう。
そうすることで、緊張が少しほぐれることと、C さんの様子を窺うことができる。
まずは C さんに話しかけよう。

（C さんと妻の前に歩み寄り、）

こんにちは。初めまして。看護師の○○と申します。
今日は診察のお手伝いをさせていただきますね。
よろしくお願いいたします。

（この年代のご夫婦は夫を立てるという文化があることをふまえて中腰になり、笑顔で、まずは C さんの方を向いて会釈し、ついで妻の方を向いて会釈する）

> 手がかり
> 検査前の状況を確認し、関わり方について検討する

> 手がかり
> 本人と妻の関係性に留意しながら、ケア提供者の役割を明示し、受け入れてもらえるよう話しかける

> 手がかり
> あえて本人の方を向いて話すことで、本人の緊張をほぐそうとする

Cさん

（最初は少しはっとした表情をしたが、ケア提供者の顔を見て）

そうですか、助かります。
何をしたらよいかわからないものですから。

（やや緊張しているようだが、自然な受け答え）

やはり本人は受診の必要性を感じていないため「何をしたらよいかわからない」という思いになるのだろう。
そんな心境だと不安が大きいだろうな。
この後心理検査なので、少しでも緊張がほぐれるよう、今はあまり症状には踏み込まない方がいいかな。

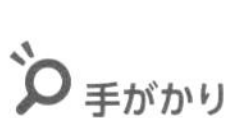

> 手がかり
> 本人の受診への思いや不安を推察し、この後の検査が受けやすくなるように、関わり方を査定する

心理検査は、被験者の精神状態によって本来持っている能力よりも低い結果になることがある。そのため、検査前の関わりに留意することが重要である。

そうですよね、病院に来られてすぐに、たくさん検査に行ってくださいとお願いしましたからね。
次は診察になりますので、もう少しお待ちください。

（と、妻の方も向く）

ケア提供者

Cさん

はい、よろしくお願いします。

（妻と一緒に会釈し、少し表情が和らぐ）

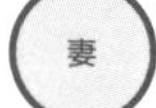

（最初にケア提供者の名前を聞いて、一瞬はっとした表情になったが、すぐに笑顔に戻る）

色々とお手数をおかけします。よろしくお願いします。

妻は、電話対応したのが私だとわかったようだ。
でもそのことをあえて言わなかったのは、本人に知られたくないのかもしれない。
心理検査中に妻と話してみよう。

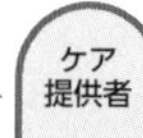

手がかり

妻の表情を読み取り、後で話す機会を作る必要性があることを確認する

待合室　（Cさんは心理検査中）

▷妻が一人で待っている。

今お話してもいいですか？

（妻の前に中腰で声をかける）

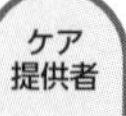

妻

はい、よろしくお願いします。

（少し腰を浮かせて返答する）

（妻の隣に座り、笑顔で）

お電話でお聴きした者です。

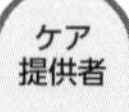

妻

そうでしたよね。あの時はお世話になりました。

（先程よりも少し表情が和らぐ。割とはきはきしている印象）

覚えていてくれた。
自宅でのＣさんの様子や困っていることを聴こう。

ケア提供者：今日、ご本人が来てくださったので、先ずはほっとしているのですが、お電話のお話の後、ご主人の様子はいかがですか？
ない物が見えるといったような言葉は聞かれていますか？

（身体を斜めにして妻の方を向く。電話での相談内容を聴いて心配していた、ということを伝えるように、少し前かがみ）

手がかり
妻とコミュニケーションをとりながら、その反応からどのように自宅での話を聴こうか考える

手がかり
ケア提供者が心配をしていたことを伝え、困りごとを話してもらえるようにする

妻：時々、「あれ？　どこ行った？」と誰かを探すことはあります。
亡くなっている本人の兄がいたと言った時は、戸惑いました。

（声が小さいが、堰を切ったように話し出す）

ケア提供者：……。

（妻の言葉が切れた時に、相づちを打ちながら聴く）

妻：お電話で真っ向から否定しないようにと教えていただいたのですが、なかなかうまくいかなくて…。
つい、「いないでしょ」って言ってしまった時は、怒りはしないのですが、とても悲しそうな顔をするのがわかります。
だから、やっぱり否定しない方がいいというのは、私も感じていますけど、難しいですね。
見えたり見えなかったりするみたいなので、本人も不安そうな顔をしています。

（やや困っているような表情）

妻の大変さは理解できた。
しかし、ここで妻の大変さだけを話の中心においてしまうと、偏った見方になるおそれがある。
妻へ労いの言葉をかけた後、Ｃさんの立場も話してみよう。

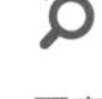

手がかり
否定しない関わりを実践する際の妻の困りごとに共感しつつ、中立な立場での本人の状況の解釈を伝える

ケア提供者：そうですよね。いきなり亡くなった方がいると言われると、つい否定したくなりますよね。
でも、Ｃさんは怒らないのですね。
もしかしたら自分には見えている一方で、「なんとなくおかしい」と感じていることもあるのかもしれませんね。

（と、妻の顔と斜め下を交互に見ながら話す）

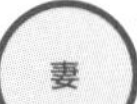

妻：次は何を言い出すのかなと思うと、気が休まりませんけど、なるようにしかならないな、とも思います。

（先程よりも冷静な口調になる。表情は曇っている様子はない）

「絶対否定してはいけない」と思ってしまうと、ストレスになりますし、その気負いがＣさんにも伝わって、かえってギクシャクするということもあるので、奥様がおっしゃるような考え方もよいと思いますよ。
あまり気負わずに、少しでもつらくなったら一緒に考えますので、ご連絡くださいね。

（先程よりも妻の顔を見るようにして、笑顔だが、声はやや低め）

ケア提供者

手がかり
妻の考えを支持して、今後も支援していくことを伝える

妻

はい、ありがとうございます。
そう言っていただけると安心します。

（表情が和らぎ、口調も柔らかくなる）

電話で、幻視が出現している時は、真っ向から否定しない方がよいことを伝えていたが、妻は頑張ってくれていたんだ。
診察では、幻視の症状について、妻の思いを本人の前で聴くことが難しい場合がある。事前に医師に情報提供しておくことで、より診察がスムーズになり、さらに、Ｃさんのプライドを傷つけずにすむ。
妻が対応を頑張っていることを、診察前に医師に伝えておこう。

手がかり
妻が苦慮しながらも何とか工夫して対応していることを医師にも情報共有する

ところで、今日の受診については、ご本人なりに納得されているようですか？

（少しはっきり質問し、会話の内容を変える）

ケア提供者

手がかり
本人の受診に対する納得状況について妻に確認する

妻

実は、かかりつけの先生から幻視のことを聞かれても、「ありませんよ」と答えていました。
そこで先生は、「一度脳の検査をしてみてはどうか」とすすめてくれたところ、「そうですね」と了承しました。
先生もさり気なく言ってましたし、信頼している先生だから行ってみようと思ったのだと思います。
それ以降は、今日まで何も言ってくることはなかったです。

（思ったよりも大丈夫だった様子で、割とはきはきと答える）

私たちもかかりつけ医とＣさんの関係を大事にしていこう。
そして、そのことを妻にも伝えておくことで、二人を支えていくために寄り添いたいという意思が伝わるとよい。

（安心したことが伝わるように、声のトーンを柔らかくし）
そうですか。
その先生はＣさんのことをよく理解してくださっているのですね。
そういう先生がいるのはとても大切なので、その先生との関係も大事にしていきたいですね。

ケア提供者

手がかり
今後の支援への意思を伝える

今後のこともふまえ、かかりつけ医とのつながりを継続することの重要性を伝える

待合室（Cさんの診察後）

▷診察が終わり、Cさんと妻が診察室から出てくる。
▷Cさんは診察室を出る際に、少しニコッとして「失礼します」と一礼する。
▷医師から、診察中のCさんの様子を聞く。

- 最初は緊張していたようだが、徐々に話をしてくれるようになって、時に笑顔をみせることもあった。
- 「もう少し検査をしたいのですが、また来ていただけますか？」と聞くと、「いいですよ」とすぐに答が返ってきた。

▷治療について

- 何とか今は妻が対応できそうなので、抗精神病薬は処方せずに様子をみることにする。
- 少し早めに追加の検査（SPECT・MIBGシンチ）を行い、抗認知症薬を検討する。

先生がよく話を聴きながら丁寧に説明されたので、Cさんは話せたのかな。
とりあえずは初診が終わってよかった。
Cさんと妻に、今困っていることはないかということと、これからの生活について考えていることをさり気なく聴いてみよう。
今日は介護保険について簡単に話しておこう。
多分今は「必要ない」と言われるかもしれないが、すぐにサービスを利用しなくてもよいこと、二人が困らないようにこれからの生活を見守ってくれる人たちがいることが、伝わればいい。
続けて話ができそうだったら、介護保険まで話してみよう。

手がかり
検査や診察による疲労状況を考慮して、医師とのやりとりについて確認する

手がかり
介護保険など今後必要となることを予測して徐々にアプローチする方法を考える

▷Cさんと妻は待合室で受診票が返ってくるのを待っている。話はしていないようだが、緊張感は伝わってこない。

（二人の座っている椅子の斜め横・Cさん側にしゃがみ、笑顔で）

Cさん、診察、終わられましたね。
今日は検査とかたくさんしたので疲れましたね。

Cさん

いや、そんなに疲れてないですよ。

（表情は柔らかく、声も静か）

世間話のような雰囲気で、Cさんが気軽に話せるようにしよう。
むしろ明確な答えは期待せずに話そう。

（笑顔で少しはきはきと）

診察の時は、先生に色々聞かれましたか？

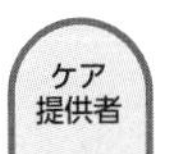

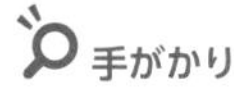

診察の状況について本人の言葉から受け止めについて確認する

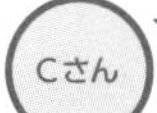

そうですね、色々聞かれました。

（と、言葉はスムーズに出ている）

第3章―2 認知症を疑いはじめる時期

ケア提供者：先生に言い忘れたこととかはないですか？

Cさん：はい、大丈夫だと思いますけどね。

（より表情が和らぐ）

ケア提供者：

やっぱり緊張が続いていたから、疲れたかな。診察の緊張を解くことを優先しよう。
今日だけでも情報がたくさんだったから、介護保険のことはやめておこう。
また、検査にも来られるし、来ていただくためにも安心した気持ちになって終われるようにしよう。

（Cさんの隣に座りなおし）

そうですか。それではもう少しお待ちくださいね。

> 手がかり
> 緊張による疲労を察知して、陰性感情が残らないような会話をする

Cさん：はい。

妻：（少し間をおいて、笑顔で）

ここのところ、二人で出かけることがなかったから、この後コーヒーでも飲もうかって話してたんですよ。

ケア提供者：わあ、それはいいですね。そうですか。
どこかお気に入りの喫茶店はあるんですか？

（明るく、妻とCさんを交互に見ながら話す）

妻：いえいえ、それはないんですけど、ここに来る時に入り口に喫茶店があるなと思ったので。
桜も見れていいかなって。ねえ、お父さん。

Cさん：……。（ニコッとしてうなずく）

ケア提供者：そうですか、いいですね、お二人でコーヒーなんて素敵ですね。
桜の季節は眺めがよくておすすめです。
行ってみてください。

> 手がかり
> 病院での楽しい時間がもてるよう配慮する

Cさん：はい、わかりました。
ありがとうございました。

（落ち着いた声で返答あり。これで終了なので、ホッとした様子）

▷一緒に1階まで降り、会計と喫茶店の方角を案内して別れる。

今日は緊張もされていたので、たくさん話したりぴったりと付いていないようにしよう。
次回以降の検査と受診から、Cさんとの距離を考えていこう。

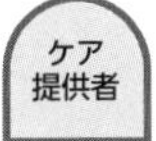

手がかり

本人と妻の様子から今日の受診状況について査定し、今後の関わり方を検討する

ケアチームによる共有

以下のことを、ケアカンファレンスで共有した。

・診察をふまえ、「何とか今は妻が対応できそうなので、抗精神病薬は処方せずに様子をみる」ことにし、追加の検査（SPECT・MIBGシンチ）結果で、抗認知症薬を検討する。
・診察中、Cさんが不安なく受診できた様子から次回の受診につなげられそうなこと、生活面では妻の認知症に対する理解の程度、介護に対する疲弊感など、今は何とか対応できている状況を確認したこと、そして、診察後のCさんと妻が、ほっとした様子でカフェに寄って帰ったことを報告する。
・今後の計画として、地域につなげていく方法（どのタイミングで、誰に声をかけるか等）を検討する。

ケア提供者の振り返り

まずは受診に来てもらうという最初の目標は達成できました。また、本人にもお会いでき、妻とも話をすることができました。病院に対して嫌な印象を持たれないように留意しました。まだ検査や受診で来院されるので、その機会をどのように使ったらよいか、地域とのつながりを作るために、どのように進めたらよいか、多職種と話し合っていく必要があると思います。

（白取絹恵）

本事例の総評

細やかな気遣いで初診の外来受診の機会を活用した「対話」の例です。DLBで受診される場合、幻視によって生活自体がままならなくなり、家族が疲弊していることが多くあります。

一方で本人は、幻視とは思わずにいるため、納得して受診することがあまりなく、受診自体が遅れ、治療が始まらないことや治療が中断してしまうこともあります。ですから、受診自体を好機と捉え、的確なアセスメントが求められる場面であると思います。

この事例は、初めての受診の緊張感や疲労を些少にして次回につなげることや、同時に本人の病状の把握、家族との生活面での不安や困りごとなどをうまく表出できるように、相手の表情や言動に意識を集中して、反応をつかみ、自分の座る位置や表情にも意識している様子が伝わります。それでいて和やかな夫婦の様子やケア提供者との「対話」場面を想像することができます。さらに、この受診を契機として初期診断のケアプランを共有していることも重要です。外来では、チームで共有した課題をもとに対策作り上げていく高度な実践が求められる場であると思います。

（長江弘子）

不安定な症状がみられる時期

事例4 術後疼痛が生じ、不穏となっているDさん

骨折後に手術を行い、術後疼痛が生じ、不穏となっていたＤさん。鎮痛薬と並行し、非薬物による疼痛緩和を行うことで日中穏やかに過ごすことができた事例である。

プロフィール

Dさん　86歳　女性
アルツハイマー型認知症（FAST 6d）
既往に関節リウマチあり　　要介護3

家族

夫は10年前に他界
息子1人、娘1人、遠方に住む

経過

独居生活が困難となり、2年前頃よりグループホームに入居している。
夜間トイレに行こうとしてベッド脇で転倒した。
右足の大腿部周辺の疼痛のため受診し、右大腿骨転子部骨折と診断され、入院2日後に観血的整復固定術を行った。

本人の特性（持てる能力、嗜好など）

- ○ 人と話をすることが好き。幼少期の出来事を楽しそうに話す。
- ○ 詩吟、歌、甘い食べ物が好き。

対話場面の数日前からの様子　▶ 実践者の考え

数日前の様子（術後3日目）

・術前のアセスメントから、高齢であり、認知症もあることから、術後は、せん妄、転倒・転落リスクが高いことが予測され、ベッド上では身体拘束がされていた。
・疼痛のため自力での体動はほとんどみられず、おむつ交換や体位変換時には、患肢の疼痛を訴えていた。患肢は動かさなければ、ほとんど痛みの訴えは聞かれない。

▶ケア提供者の考え

・術後の創部痛や骨折部位周囲の疼痛などが体動時に生じている。
・ベッド上での安静時には、あまり疼痛を訴えないが、今後離床開始時には疼痛により離床が遅延する可能性がある。

前日の様子（術後5日目）

・車いす移乗が可能となり、リハビリ時には車いすへ移乗する。移乗時には疼痛を訴え、ほぼ全介助での移乗となる。
・リハビリ後は、疼痛が強く、苦痛そうな表情があり、ベッドでの臥床を希望する。
・ベッドに戻った後も疼痛を訴え、大きな声を出し、看護師を呼ぶ。

▶ケア提供者の考え

・ADLの拡大に伴い、疼痛が増強していると考えられるが、痛みについての表現は、苦痛様表情のみで、部位や痛みの程度等を聞いても曖昧であり、評価が難しい。
・リハビリ後にベッド臥床するが、傍に誰もいなくなると大きな声を出して看護師を呼ぶことから、痛みが影響していることが考えられ、疼痛コントロールが必要である。

対話場面

Dさんの病室　午前9時（術後6日目）

Dさん：（ベッド上から大きな声で）
痛いです。なんで足の付け根が痛いだろう。
どうしたらいいですか？　助けてください！

▷ケア提供者、訪室。

ケア提供者：（ベッドサイドに駆け付け、創部周囲に手を当てながら）
Dさん、足の痛みが強いですか？　どの辺が痛みますか？

> 痛みがあることを上手く表現できず、大きな声で訴えているのだろう。
> 痛みがあることで不安や混乱を生じてしまうため、Dさんの訴えをよく聴こう。

骨が折れて手術したばかりなので、痛みがあるんですね。
動き始めたので、痛みが強くなったんですね。
（会話をしながら、創部周辺をやさしく擦る）

Dさん：そうなんです。痛いんです。
手術したんですか？　知らなかったです。
でも痛いんです。

ケア提供者：手術したばかりなので、本当に痛くてつらい時期だと思います。
手術、頑張りましたよね。
痛みがある場合は我慢せず、教えてくださいね。
この辺が痛いのですか？

Dさん：そうです。痛いです。
（とてもつらそうな表情）

▷ケア提供者はDさんの話を聴きながら、創部周辺を優しくゆっくり擦る。足の位置や体の位置など安楽な体位をDさんに聴きながら、調整する。

> Dさんの傍で痛みの訴えを聴き、痛みの部位や程度について、確認しよう。
> そして、痛みのある周囲を実際に擦りながら、痛みの訴えを共感し、少しでも安楽な体位を検討してみよう。

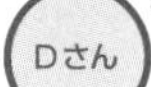

手がかり
疼痛の原因がわからず不安を訴えている本人に対して、創部周囲をタッチしながら、疼痛の原因をわかりやすく説明する

手がかり
疼痛のつらさに共感しながら、手術の頑張りを伝える

疼痛がある時は表出してよいことを伝える

手がかり
疼痛の部位などをうまく伝えられない本人の体に優しくゆっくり触りながら、疼痛の部位や程度を確認する

疼痛が軽減するようにタッチや安楽な体位を調整する

創部は問題ないことや、今後の治療の予定をわかりやすく説明する

この辺が痛いのですね。
手術した部分は、先生が今日回診で診てくれて、とてもきれいになっていて問題ないですから、心配しないでくださいね。
手術は無事終わったので、あとはリハビリを一緒に頑張りましょう。
足の位置は、このような状態だと痛みはどうですか？
体の位置も少し変えましょうね。

（ゆっくり擦る。足の位置や体の位置など安楽な体位をDさんに聴きながら、調整する）

ケア提供者

手がかり
痛みの訴えをゆっくり聴くことや、タッチング、体位の調整により多少痛みが軽減することを確認する

Dさん

少しよくなりました。休んでもいいですか。

（疲れている表情）

痛みが強い様子であり、痛みから不安や混乱が生じ、不穏状態になっていることが考えられるため、疼痛コントロールが必要である。

大丈夫ですよ。
痛みが強いようなので、痛み止めについて先生に相談しておきますね。
また痛みが出てきたら、教えてくださいね。

ケア提供者

手がかり
不穏の原因を本人の経過や状況から査定する

Dさん

はい。

（少し笑顔あり）

多職種ケースカンファレンスで、医師・理学療法士とDさんの病棟での様子やリハビリテーションの状況を情報共有し、疼痛から生じていると考えられた不穏の減少、ADL 拡大のためにも、疼痛コントロールについて検討することが必要と考える。

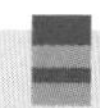

多職種ケースカンファレンス

▷医師・看護師・理学療法士により、Dさんの今後の方向性の確認を行う。

理学療法士

リハビリの時も痛みがあるためか、苦痛様表情で下肢に力が入らず、リハビリテーションが進んでいない状況です。

手術は無事終了して、一見順調そうだが、痛みでリハビリが進まない状況や病棟での不穏症状について、みんなで情報共有をして調整の必要性がありそう。

（医師に）
Dさんですが、リハビリの後にベッドに戻って、傍に誰もいなくなると大きな声を出して看護師を呼んだりしています。

手がかり
それぞれの職種が持っている情報を共有することで、本人の様子を統合して捉え、今後の方針を検討する必要性を考える

手がかり
本人の様子から、不穏の原因として考えられる疼痛をコントロールする必要性を判断し、医師に相談する

痛みについてDさんに聞いても曖昧なのですが、表情がつらそうだったり、創部周囲をゆっくり触ったりすると落ち着いている状況です。
リハビリも開始となって、体を動かすことが増えているため疼痛が増強しているようです。
鎮痛薬を増やすことはできないのでしょうか？

ケア提供者

医師

そうなんですね。創部は問題がないので、リハビリが開始となって、体を動かすために疼痛が増強しているのかもしれません。
定期的に鎮痛薬を服用していますが、コントロールができていないようなので、頓服で鎮痛薬を追加して、ＡＤＬを拡大していくようにしましょう。

リハビリ開始の１時間前に鎮痛薬を服用して、痛みが軽減してからリハビリに行くのはいかがでしょうか？

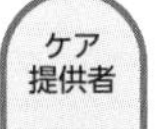

手がかり

リハビリテーションが重要な時期であるため、訓練時間に合わせた疼痛管理ができるよう多職種へ提案し調整する

医師

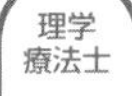

そうですね。
本日はその方向で行ってみましょう。

Dさんの病室　午前 10 時・リハビリテーション開始予定の１時間前頃（術後７日目）

Dさん、今日は 11 時からリハビリの予定があります。
昨日はリハビリの時痛くてつらかったと思うので、今日は痛み止めを飲みませんか？

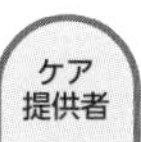

手がかり

痛みがなくリハビリテーションができるように、鎮痛薬服用を本人に提案する

Dさん

はい。痛いのは嫌です。お願いします。
動くと痛いから、リハビリもしたくないです。
（つらそうな表情）

鎮痛薬内服により痛みが軽減すれば、リハビリ時にもDさんの残存機能が発揮できるのではないか。
痛みによって、リハビリが苦痛になると、離床が遅延してしまう。

そうですよね。動かすと痛いですよね。
痛み止めを飲んで、痛みが少しでも和らぐとよいですね。

Dさん

痛くないとうれしいです。

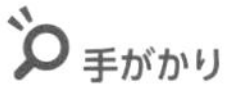

痛みが増強する要因を考え、本人が安心して動くことができるようになるための関わり（ケア）を考える

鎮痛薬の内服と並行して、薬物以外の疼痛緩和方法を検討し、介入していけるとよいのではないか。

痛みへの恐怖も影響しているかもしれないので、少しでも和らげるようにしていきたい。

痛み止め以外にも痛みが少しでも和らぐ方法を考えてみるので、リハビリ頑張りましょうね。

ケア提供者

Dさん

はい。一緒にお願いします。
（少し笑顔あり）

Dさんにとって、疼痛が現在一番の苦痛になっていることが理解できる。鎮痛薬と並行して疼痛緩和に対して積極的に介入し、Dさんの表情や言動から疼痛の程度を評価していこう。
術後であるため、創部感染の徴候があった場合、創部周囲のマッサージは血流増大し、炎症を悪化させるリスクが考えられる。感染徴候がないことの確認を行い、マッサージを実施することの妥当性について、確認しておこう。

ケア提供者

手がかり

今後の薬剤以外の方法で除痛が必要な状況を考え、医師に指示を確認し、ケアの適切性・安全性を事前に確認する

Dさんの病室　リハビリテーション終了

鎮痛薬の内服により、昨日よりリハビリの内容が進みました。
今後もリハビリ前に鎮痛薬を内服し、痛みの程度を観察していきましょう。

理学療法士

手がかり

理学療法士とリハビリテーション時の本人の様子と鎮痛薬の効果を共有する

鎮痛薬内服により痛みが緩和して、リハビリが昨日よりできたのではないだろうか。
実際、Dさんに痛みの程度を確認してみよう。

Dさん、リハビリ中の痛みはどうですか？

ケア提供者

手がかり

リハビリテーション後の疼痛について本人に確認し、鎮痛薬服用の時間調整の効果を査定する

Dさん

少し痛かったけど、頑張ってやりました。
（笑顔あり）

そうですか、すごいですね、よかったです。
ではDさん、明日も１時間前にお薬を飲んでからリハビリを頑張りましょうね。

ケア提供者

手がかり

リハビリテーション時に痛みがなく訓練が進んだことをDさんにもフィードバックし、痛みが軽減したことを共有する

Dさん

はい。そうですね。あしたも頑張りたいです。
でも…、リハビリ頑張りすぎたかな…。
また少し痛みが出てきました。
（痛そうな表情あり）

創部周囲の温罨法やマッサージをすることは、医師へ確認し許可を得ているので、安心してもらえるように説明しよう。
Dさんの緊張がほぐれ、リラックスできるように声をかけて行こう。

そうですか。
薬はまだ追加して飲むことができないので、温かいタオルを痛い部分に当てて、痛い部分の近くを擦りますね。
リハビリで筋肉を使って疲れているので、ほぐしていくと痛みが和らぐかもしれません。

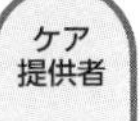

手がかり
疼痛を訴える本人に鎮痛薬がまだ使用できない理由と、鎮痛薬以外の疼痛緩和方法をわかりやすい説明で提案し、同意を得る

Dさん
よかった。お願いします。
（うれしそうな表情）

▷ケア提供者はDさんの隣に座り、Dさんが車いすに座っている状態で、温罨法を行う。その後、創部周囲の筋肉をやさしく擦る。
▷ケアを受けている間、Dさんは幼少期の頃の話をたくさんしてくれる。

Dさんの傍で温罨法しながら、マッサージを行うことで、Dさんは安心し、話すことに集中しているため、痛みに対する関心がうすれ、疼痛が軽減しているのではないだろうか。

今日も痛いなか、リハビリ頑張りましたね。
リハビリの方が、昨日よりよくできたと褒めていましたものね。
Dさんが一生懸命に頑張っている様子がわかります。
筋肉もいっぱい使ったと思うので、マッサージしますね。

ケア提供者

手がかり
薬物によらない疼痛緩和へのケアの効果をDさんの言動や表情から確かめる

Dさん
小学校の頃から、よく先生に褒められていました。一生懸命、勉強もしました…。
（苦痛そうな表情から、少しずつ笑顔がみられる）
歌もとても上手で、先生に褒められました…。

Dさんの傍でマッサージを行い、話を傾聴することで、Dさんの苦痛そうな表情が笑顔に変化していることから、疼痛緩和に効果的な介入であると考える。

手がかり
本人の好きな物事についての話を傾聴することで、痛みへの意識がうすれ、疼痛の軽減につながっていることを確認する

Dさん
温かくて気持ちいいです。
少し痛みがよくなりました。
（痛みの訴えが聞かれなくなる）

痛みの訴えが聞かれていないし、表情も苦痛そうではない。
昼食は車いすに座って摂ることが可能ではないだろうか。

ケア提供者

ケアチームによる共有・対応

ADLの拡大に伴い痛みが増強する可能性が高いが、痛みを上手く表現できないため、Dさんの訴えを言動の内容や表情から観察したり、医師・リハビリ担当者とも情報共有し、薬剤および非薬物的な介入（温罨法、足浴、マッサージ、車いすでの散歩、安楽な体位でのベッドでの休息時間の確保等）により、痛みのコントロールを図るケアを継続した。また、疼痛コントロールの状況について、適宜ケアチームと共有・評価していった。
徐々にDさんからの痛みに伴う不穏行動はなくなり、日中の体動が拡大し、離床時間が延長、食事摂取量も増加し、日中車いすに乗車して穏やかに過ごすことができた。

ケア提供者の振り返り

術後、リハビリが開始となり、体動に伴う疼痛が増強した事例でした。認知機能低下のため、骨折したことや手術したことを忘れてしまい、入院していることや足の疼痛が何故生じているのかを理解できない状態でした。痛みの訴えに関してもうまくケア提供者に伝えることができず、大きな声で呼び、リハビリを拒否したり、不穏状態でした。痛みにより、不安が増大し、混乱していることが考えられたため、まずは薬剤により疼痛コントロールを行う必要性を医師や理学療法士と相談を行いました。そして、薬物以外の疼痛緩和方法を検討し、温罨法やマッサージ、回想法や足浴、疼痛の訴えを傾聴しました。その結果、リハビリへの拒否がなくなり、体動も拡大し、離床時間が延長し、不穏状態は見られなくなりました。

術後の体動拡大時における疼痛の評価はとても重要です。ケア提供者だけではなく、多職種と連携し疼痛の評価を行い、言語的表現だけではない、Dさんの痛みによる苦痛をしっかりと受け止め、苦痛を軽減する介入を検討し、経過を評価していくことが重要だと考えます。

（福島昌子）

本事例の総評

術後の創部痛による苦痛や認知機能低下のために、疼痛がなぜ生じているのかがわからない不安などから不穏を生じている事例です。疼痛をうまく伝えられないDさんに対して、言葉だけでなく、タッチなどの非言語的なコミュニケーションも用いながら、Dさんが痛みのある部位や程度を表出しやすいように「対話」を行っているところがポイントとなっています。また、「対話」を通して把握したDさんの疼痛の状態を査定し、それをケアチームで、それぞれが持つ情報を共有したり、疼痛コントロールの方法について話し合いを繰り返し実践していったことが、疼痛コントロールや不穏の軽減につながったのではないかと思います。

（岩﨑孝子・原沢のぞみ）

不安定な症状がみられる時期

事例 5 体動コールに不快感と猜疑心を抱いたEさん

せん妄を生じたEさんは、知らない間に装着された体動コールに不快感と猜疑心を抱き、また、別の場面では、ふらつきながらも壁に向かって歩き出し、不可解な動作をとることがあった。そのようなEさんに対して、その視点の先やふるまいをみて、何が気がかりなのかを知り、何を表現しようとしているのかを探り、見守る対応を行った。そのなかで、次第にEさんが穏やかになっていった過程を示した事例である。

プロフィール

Eさん　80歳代　男性
血管性認知症（CDR 2）
75歳の時に脳梗塞を発症。回復後は、自宅療養

家族

息子夫婦と三人暮らし
妻は10年前に他界

経過

1年前より、活気がなくなり、長年の趣味であった将棋をぴたりとしなくなり、不安・焦燥感が前面に現れるようになった。かかりつけ医を受診し精査を受けたところ、MRI上前頭葉に白質病変が認められ、症状と併せて初期の血管性認知症と診断された。以降、血圧のコントロールをはかりながら、抗血栓薬と抗認知症薬の内服により自宅療養していた。
1週間前に自宅の風呂で転倒し、左手をつき橈骨遠位端骨折を生じた。徒手整復が難しく、転位の程度が大きかったことから、プレート固定による手術が施行された。
手術自体は問題なく終了したが、術後、創部のガーゼをたびたび自分ではがすことがあった。その後は、テープ固定を十分に行い、はがれかけた時に早めにテープを巻き直すことで創部を清潔に保つようにしていた。

本人の特性（持てる能力、嗜好など）

- 息子夫婦と同居しており、自宅での日常生活動作は、かろうじて自立して行えている状態。
- 高校卒業後に左官の仕事に就き、30歳で外構工事店を構えた。Eさんの丁寧な仕事ぶりには定評があった。なお、脳梗塞を発症した後に、息子に店を引き継いでいる。

対話場面の数日前・当日の様子　▶ ケア提供者の考え

数日前の様子

- 2日前に37℃後半の発熱があり、採血の結果、データ上炎症反応が上昇していた。また、創部に発赤と腫脹を認め、創部感染が疑われ、抗生剤の投与が開始された。
- 日中にもぼんやりとし、看護師との会話中にもうとうとと寝込んでしまったり、話に集中できず、会話がかみ合わないことがあった。

▶ケア提供者の考え

- Eさんには軽度の意識障害があり、会話に集中できない様子から注意にも障害が生じていると考えられた。
- この数日で、症状が急に現れていることからも、創部感染を中心的な要因としてせん妄を発症していると思われた。

当日の様子

- 夜間の担当の看護師から、Eさんは一晩断眠状態で、朝4時頃からようやく眠ったという申し送りがあった。
- 覚醒した1時頃には、「いいから！ どいてくれ！」と大きな声をあげてベッドから起き上がり、看護師の身体を振り払っ

て、今にも転びそうな状態でふらふらと歩きだしたという。その際、看護師が理由を尋ねても会話にならず、その声はますます大きくなり、他の患者の睡眠を妨げるほどであった。
・そこで、医師の指示に従って、屯用の抗精神病薬を2回内服した。また、万が一に備え、体動コールがEさんの身体に装着された。
・引き継いだ日勤では、Eさんは8時には覚醒し、最初はうとうとしていた。

▶ケア提供者の考え

・夜間は断眠で熟睡できなかったであろうことから、疲労が蓄積していると思われ、それがEさんの不機嫌さをより助長させていると考える。
・Eさんにしてみれば、自分の知らないうちに得体の知れない紐とクリップが自分の身体に装着されていたことは、不可解であろう。

対話場面

Eさんの病室（昼すぎ）

▷体動コールが何度か鳴り、ケア提供者が訪室。

Eさん
（体動コールのクリップを右手で持ちながら）
これはなんだ！
（表情は険しく、口調が強い）

Eさんの表情と声量につられないように、あえて穏やかにゆっくりとして落ち着きを示そう。

（穏やかな表情をつくり、Eさんのほうにゆっくりと歩み寄りながら、声量は控えめにはっきりと、ゆっくりと）
どれでしょう？

> **手がかり**
> 相手の感情的な言動に惑わされず、落ち着きをもって接することで、本人がさらに興奮することがないようにしている

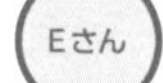

これだよ！
（クリップを、ケア提供者に見せる）

ケア提供者

Eさんが不快、疑問に感じている物（体動コールのクリップ）を明確に共有したい。

これのことですね。
（体動コールのクリップをつまみ、Eさんの言葉を繰り返す）

Eさん
……。
（無言で、表情は険しいまま。クリップを手放すが、ケア提供者の

手のほうをじっと見ている）

Eさんの視点の先をみると体動コールに疑いを抱いていることは感じとれる。
この疑いに対して、そのままにせずに応じることが重要。この疑いが晴れなければ,Eさんは体動コールに固執し続けるだろう。
これはせん妄に多い注意の転動の障害により、注意を他のことにシフトできないことも影響していると思われる。
注意をシフトできるように、今、Eさんが気になっていることが解決されるとよい。

（クリップをEさんにも見えるように持ち）

これ、Eさんの身体が動くと引っ張られて、これが外れて音が鳴るようになっているんです。

ケア提供者

> 手がかり
> 本人の気がかりに真摯に対応することで、落ち着きを戻せるように、非言語的手段も用いながら働きかける

▷ケア提供者はクリップについた紐をたどり、大元のセンサーを指さしながらゆっくりと簡潔に説明する。この間、Eさんの視線がケア提供者の手の動きに合っていることを確認する。

Eさん

そんなのいらないよ！

（表情の変化はなく、口調は強いまま）

Eさんの気がかりについてわかっていることを言葉で繰り返し、Eさんが望む対応をわかるように伝えよう。
Eさんは、せん妄により今、自分が何をされているのか、置かれている状況についてわかりにくくなっている。
さらに、注意を集中させることも難しくなっているために、言葉だけでの説明では、伝わりにくい。
言葉で伝えながら、目でも見えるように働きかけることで、Eさんが自分に今,何がなされているのかがわかるようにしよう。
そうすれば少しでも安心できるだろう。

こんなのいらないですね。
はい。今、外します。

（Eさんの言葉を繰り返しながら、体動コールをEさんの見えないところにしまう）

> 手がかり
> 本人の希望をかなえることで、落ち着きを取り戻そうと試みる

Eさん

……。（無言で、表情の変化はない）

Eさんの意を汲んで、不快に感じていた体動コールを外したことで、いったんは納得していただけたかな。
「無言になる」という反応は、これまでの状況から、いったんは納得されたと捉えた。

ケア提供者

Eさん：……。(無言)

その後、体動コールは使用せずにＥさんを見守った。
この日の病棟は比較的落ち着いていたため、Ｅさんの部屋の前を通りかかった時には、様子を気にしてもらうように協力を得た。また、午前中のリハビリの前に、担当の理学療法士に夜間からの状況を伝え、Ｅさんの疲労感に配慮してもらえるよう、また、不快感により体動コールはあえて外していることを共有した。

手がかり
他のスタッフにも協力を求めることで、なるべく本人の自由を奪わずにせん妄の危険因子となる気がかりを排除する

▷Ｅさんは、午前中のリハビリを終え、しばらく静かに過ごす。

Ｅさんの病室　午後

▷午後、ケア提供者が訪室すると、Ｅさんはベッドの左側にある壁のほうを指さしてベッドから身を乗り出し、うつろな目で壁のほうをじっと見ている。
▷ケア提供者は、ドア付近からしばらくＥさんの行動を見る。

Eさん：……。
(ケア提供者のほうを見ることはない。ベッド柵を握り、足を下ろす。壁のほうを見たまま)

ケア提供者：
何がしたいのだろう。
何が気になっているのだろう。

手がかり
本人の安全に配慮しながら見守る姿勢に徹する

Eさん：……。
(ベッド柵を握り直し、裸足のまま立ち上がる)

ケア提供者：
私に気づいていないようだ（注意障害）。
かなり気になることがあるようだ。
何か見えているのか、幻視かな。
このままだと、立ち上がって歩き出し、転ぶ危険性がありそうだ。

Ｅさん、どうされましたか？

Ｅさんを驚かせないように、しかし、こちらに気づいていただけるようにしよう。
転倒しそうになっても間に合うように早足で近づこう。
走るとＥさんが恐怖を感じやすいので、早足にとどめよう。

(立ち上がったタイミングで、はっきりゆっくりと声をかけ、Ｅさんのほうに早足で近づく)

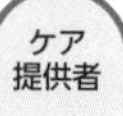

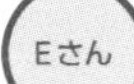

（視線をケア提供者に移し）

ああ、…あっち。あっちに行くの。

（壁を指し、再び壁のほうに視線を移す）

あっち。あっちに行くんですね。

Eさんの言葉をそのまま繰り返すことで、Eさんの表現自体を受けとめたい。
わかっているというメッセージを返し、Eさんの気がかりに関心を示し続けるようにしたい。

手がかり
本人の言葉を繰り返すことで気がかりに関心を示しているというメッセージを伝える

▷ケア提供者はEさんの右隣りに立ち、Eさんの目を見る。一度、二人の目が合う。その後、Eさんの視点が壁に移ったのに合わせ、ケア提供者の目線も壁のほうに移す。
▷Eさん、壁に向かって、裸足のまま歩き出す。

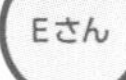

……。

（壁に右の手のひらをつけ、数回、トントンと軽く叩く）

何を表現しているのだろう？
少し様子をみたい。

手がかり
本人の沈黙に対しケア提供者も沈黙することで、本人自身が気持ちを整理する時間を作る

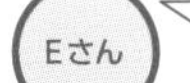

……。

（右手を握り、壁に対して大きく振ることを数回繰り返す。表情は険しいが興奮することはない）

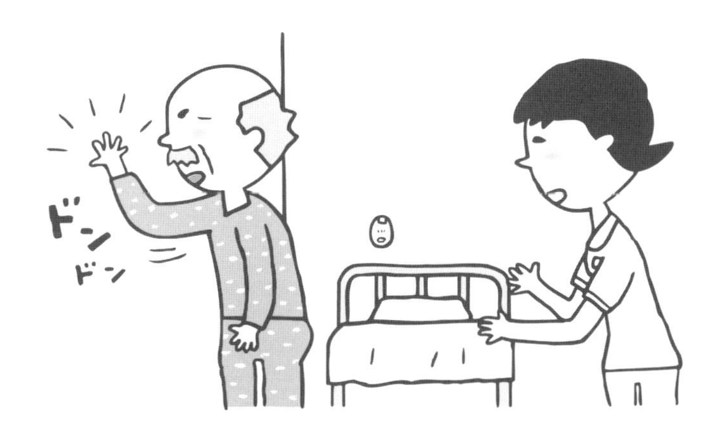

ケア提供者

Ｅさんが転ばないか気遣いながら、隣で付き添おう。

Ｅさん

ああ、もういい。

（少し息が上がっている。ケア提供者の目を見る）

ケア提供者

壁を気にしていたことは確かそう。
何かが見えているのかはわからないが、行動することでやりたいことはできている様子。

もういい。もういいんですね。
疲れましたね。お疲れさまでした。お身体、休めましょうか。

（Ｅさんの目を見て、背中を大きくさする）

Ｅさんの言葉をそのまま繰り返すことで、Ｅさんの表現自体を受けとめたい。わかっているというメッセージを返そう。

手がかり

幻覚がある本人が思うように行動できるよう、安全に配慮し付き添う

Ｅさん

（ベッドに戻り、横になり）

はーっ。

（大きなため息をつき、目を閉じる）

ケア提供者

Ｅさんの関心は、壁から自身の疲れた身体に移っている。
この瞬間を逃さず、Ｅさんの身体をいたわりつつ、休養へと誘ってみよう。

お疲れさまでした。

（Ｅさんに布団をかけ、その場を去る）

手がかり

本人の疲労の様子を逃さず察知して、休息が取れるよう誘う

▷夕方、息子さんが面会に来た際、状況を伝えたところ、Ｅさんは以前していた左官の仕事で、壁を塗装を施しているような気持ちになっていたのではないかと話した。

▷ケア提供者は息子さんの話が腑に落ち、Ｅさんの行動の理由が理解できた。ケアチームで共有することにする。

手がかり

本人の言動の背景にある理由に対し、チームで共有し対応について統一をはかる。

ケアチームによる共有・対応

チームに息子さんの話を伝えたところ、メンバーも腑に落ちたと話した。そこで、Ｅさんに同じような行動が見られたら、看護師はＥさんのやりたいようにできるように付き添うことにした。
その後、Ｅさんに２度、同じような行動が出現したが、付き添う方法で対応して混乱に陥ることはなかった。その後、３日を経て、創部の改善も見られ、せん妄の回復とともに症状は消失した。

ケア提供者の振り返り

認知症であるＥさんがせん妄となり、Ｅさんは普段以上に自分の感覚や思いを意識したり、言葉で表出することが難しくなっていました。せん妄の中心的な原因の治療が必須であることはもちろんですが、Ｅさんの不快感や猜疑心が最大限に取り除かれることが重要だと考えました。そのため、それらがどのように生じているのかについて、Ｅさんの［身体の動き」から読み取ることに努めました。また、自分の置かれている状況がわかりにくくなり、混乱しているＥさんに対して、それがわかり安心できるように、Ｅさんが気がかりとする事柄に対して、複数の知覚を通してわかるように働きかけました。その場では、記したように明確に意図をもち、考えて対応したわけではありませんが、振り返ると、Ｅさんの意を汲んで、自身の動きにも意識を向けた関わりをしていたと思います。

また、夜中に激しいせん妄状態に陥った時のＥさんは、若い頃の自分にタイムスリップしており、Ｅさんは病院ではなく仕事場にいる経験をしています。Ｅさんが私たちとは「異なる次元の時間と空間を経験していた」と表現できるかもしれません。タイムスリップした時間と空間が、Ｅさんにとって安心できる居場所だったと思われ、この場面では、Ｅさんを連れ戻すのではなく、そこを乱さないように私もＥさんの経験している時間と空間にいるような気持ちで、見守ることを大事にしました。それにより、Ｅさんは次第に落ち着いていきました。さらに息子さんからの情報により、Ｅさんの行動の理由がより理解でき、チーム全体で、それを抑止するのではなく、意味ある行動として見守ることができたと思います。

Ｅさんの事例により、せん妄患者さんに対してチーム内で話し合う内容が変化してきています。一人ひとりが、患者さんに生じているせん妄の症状だけではなく、その患者さんが表現する行動を注意深く観察し、その理由を考えるようになったと思います。（山内典子）

本事例の総評

せん妄を起こしているＥさんに対し、安全に留意しながらも、Ｅさんの体験世界に関心を寄せ「対話」をしている事例です。目の前の希望をなるべくかなえて自由が奪われないようにすることで、Ｅさんが徐々に落ち着きを取り戻しています。この事例の成功したポイントは、チーム全体で気に掛けることができたことや、Ｅさんの興奮にケア提供者自身の感情が引きずられないこと、非言語的な手法も用いながら複数の知覚に働きかけたことがあると考えられます。

また、息子さんから得た情報や今後の対応をチーム内で共有することで、Ｅさんの幻視とそれに伴う行動の背景をスタッフ全員で共通認識できたことが、Ｅさんの安心にもつながり、せん妄の軽減・早期離脱につながったのだと思われます。（川原美紀・原沢のぞみ）

不安定な症状がみられる時期

事例6 幻視の出現が強くなり、入院加療を決断したCさん（事例3の2年後）

病状が進行しCさんは幻視の症状が強くなり、トイレに行けなくなるなど生活に支障が出てきた。Cさんは幻視の怖さを感じつつも、医師からの入院加療のすすめに動揺し入院には抵抗感があった。しかし対話により妻と自宅で過ごすことを何よりも大切にしたいと考えていたCさんの気持ちの表出と妻の気持ちも同じであることを確認できたことで、Cさん自身が「仕方ない、わかりました」と入院を受け入れることができた事例である。

プロフィール

Cさん　77歳　男性

レビー小体型認知症（CDR 1）

家族

妻（72歳）と二人暮らし

子どもはいない

経過

60歳まで印刷会社に勤務し、定年後は70歳までシルバー人材に登録し、公園の整備などの仕事をしていた。

75歳に初診。検査と診察のため2回来院。検査の結果、レビー小体型認知症（DLB）と診断され、抗認知症薬が開始された。

Cさんと妻に介護保険について説明し、要介護1と判定された。しばらくは「まだ大丈夫」と介護サービスの利用はなかったが、1年前よりデイサービスを利用し始めた。

DLBの症状の特徴である幻視は、時折みられていたが、妻のさり気ない対応で強く混乱することはなかった。一方で、徐々にパーキンソニズムが出現し、転倒することが多くなっていた。

本人の特性（持てる能力、嗜好など）

- ○ 幻視を訴える時、完全に幻視の中に入り込んで聞く耳を持たない時と、何かおかしいと感じている様子が見受けられる時があった。
- ○ 妻に対して「何で自分には見えて、〇代（妻の名前）には見えないんだろう」という言葉が聞かれることもあった。

対話場面の数日前・当日の様子　▶ ケア提供者の考え

数日前の様子

- 「トイレの中に人がいる」と言い出すようになる。最初は人が見えない隙にトイレを使用することができていたが、幻視が頻繁になるとトイレでの排泄ができなくなり、失禁したり、トイレではない場所で排泄するようになった。
- 妻から「目が離せず疲弊している」と電話で相談があった。
- 妻の相談を受けて、外来主治医、公認心理師、MSW、ケア提供者（認知症看護認定看護師）で話し合った。

▶ ケア提供者の考え

- 幻視によってCさんの生活に支障が生じており、妻も疲弊している。幻視に対して抗精神病薬の投与による治療を行うとしても、すでにパーキンソニズムがみられているため、細かく観察しながら薬剤の調整が必要である。パーキンソニズムの悪化により、転倒が増えるリスクや誤嚥のリスクが増えるため、入院はやむを得ない選択と考えた。そこで、最初に乗り越えなければならないことは、Cさん本人が幻視の症状をどのように受け止めていて、その治療の一つとしての入院を受け入れてくれるか、ということである。
- 一旦入院して治療を受けてもらった方がよいのではないか。Cさんが入院をすんなりとは受け入れられないことは想定でき、その気持ちもわかる。しかし、ここはCさん夫婦を共倒れさせないように動く必要がある。だからといってCさんの思いを無視して強制的に入院をすすめることはしたくない。Cさんとの信頼関係に傷をつけてしまう。Cさんと妻のこれまでの関係性などから、二人の生活を続けていくための入院であることを意識していこう。

当日の様子

・診察時間の 15 分前に到着。ケアマネジャーも同行されている。
・C さんは表情が固く、ぼんやりとしている。DLB の特徴的な症状である意識の変動か、幻視により不眠なのか。妻も疲れている様子。

▶ ケア提供者の考え

・これまでの妻とのやりとりからも、妻は入院を希望すると思われる。C さんの入院中、まずは妻も心身の疲労をとることをすすめよう。
・C さんの思いをふまえ、退院後を見据えて、病棟看護師と多職種（精神保健福祉士、ケアマネジャー等）と協働して、本人や妻を含めたチームでの合意形成が必要だ。
・意識の曇りがある場合、C さんへの説明を工夫する必要がある。医師の説明時、どのようにしたらよいか、C さんの様子を見ながらサポートしていこう。

対話場面

待合室 （診察前）

▷ C さんは、待合室で妻とケアマネジャーと一緒に座っている。
▷先に妻が呼ばれて診察室に入る。
▷その間、C さんとケアマネジャーは待合室で待っているが、C さんがそわそわし始め歩き出したため、ケアマネジャーがそばについている。
▷ケア提供者は、待合室の廊下をケアマネジャーと一緒に歩いているところに挨拶にいく。

少しでも落ち着いた心理状態で医師の説明を受けられるように介入してみよう。

(C さんの横から、笑顔で声をかける。意識の曇りがあるかもしれないので、はっきりと話す)

C さん、こんにちは。看護師の〇〇と申します。

手がかり
本人が落ち着いて診察を受けられるように、環境を整える必要性を考える

手がかり
本人の意識の曇りの可能性を考え、はっきりとした話し方で話しかける

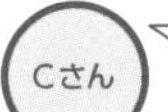

あ、こんにちは。一体何をしてるんですかね？

(あまり表情の変動が感じられず、少しイライラしている様子)

「一体何をしてるんですかね？」とは、姿が見えなくなった妻のことを言っているのだろうか。
それとも意識の曇りがあって、自分が何をしに来ているのかわからなくなったのだろうか。

(少し申し訳なさそうに、かつはっきりと)

診察をお待ちいただいて申し訳ありません。
先生に確認したところ、あともう少しお待ちいただきたいとのこと

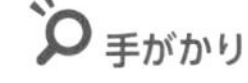

本人の発言の意図を状況から推察する

です。
準備ができたらすぐにお呼びしますので、もう少しお待ちください。

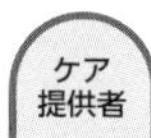

Cさん

はい、わかりました。
最近色々あって大変だったので、困ってたんですよ。

（少しイライラは軽減されたのか、口調が少し柔らかくなる）

Cさんから「困っていた」という言葉が聞かれた。
口調が少し柔らかくなったので、Cさんの「困った」という思いに触れ、どんなことで困ったのか聴いてみよう。

そうですか、色々あったのですね。
どんなことで困ってたのですか？

ケア提供者

手がかり
本人の状態を査定するため、発言の意図を本人に尋ねる

▷ケア提供者が椅子にすわるようにジェスチャーですすめると、Cさんは座る。ケアマネジャーもCさんの隣に座る。

Cさん

いや、家の中がぐちゃぐちゃで、変な人がいきなり入ってきたりで、もうどうなっているのか…。

（また、イライラしているような口調になる）

やはり幻視によって混乱している。幻視の症状に共感はできないが、もしそのような体験をしたら怖いし、嫌な思いになるだろう。
Cさんの幻視に対する不快な思いに対して共感してみよう。

（Cさんの思いに共感し、困っているように）

ああ、Cさんの家の中に知らない人が突然入ってくるんですか？
それは怖いですね。

ケア提供者

手がかり
本人の幻視の症状を受け止めて同調することで、共感していることを伝える

（少しはきはきとした口調で）

でも、また急にいなくなるんですよね。

ケアマネジャー

Cさん

そうなんだよ、本当におかしいんだよ。

（困ったような口調だが、イライラした様子はなくなる）

ケアマネジャーもCさんの訴えを代弁することで、Cさんの思いに共感していることを伝えていると同時に、大事な情報を伝えてくれた。そこから「本当におかしい」というCさんの思いも聴くことができた。
ケアマネジャーがCさんの体験を否定しない言葉で伝えたことで、Cさんも自分の困りごとに寄り添ってくれていると感じ

手がかり
本人の思いを代弁する地域の専門職の関わりから、本人へのサポート状況を査定する

> たと思う。
> 診察時に、Cさんの困りごとを医師に相談してはどうかという方向性にもっていこう。

そうですか、そういうことが頻繁にあると、気が休まらないですね。これから診察される先生は、Cさんと同じようなことを訴えられる患者さんをよく診ているので、相談してみましょうね。

（思いに共感するように、最後は少し柔らかく話す）

手がかり
診察する医師が安心できる相手であることを伝えて、診察がスムーズに行えるよう促す（整える）

Cさん

そうですね、お願いします。

（イライラした様子はない）

診察室

▷医師に呼ばれ、Cさんはケアマネジャと一緒に妻がいる診察室へ入る。表情は硬く、こわばっているようにも見える。
▷ケア提供者と公認心理師も同席する。

> Cさん表情も硬いし、こわばっているようにも見える。
> 緊張を少しでも和らげるために、私たちの座る位置を医師側ではなく、Cさんと並んで座ることとして、医師の方を向いて座り、医師の話をCさんと一緒に聴く姿勢をとろう。

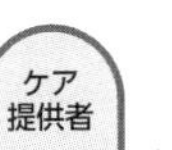

手がかり
診察場面の緊張を緩和するため、座る位置を工夫して本人の立場に立つ姿勢を示す

Cさん、お待たせしてしまって申し訳ありませんでした。
医師の○○です。よろしくお願いします。

（笑顔で対応する）

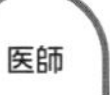

Cさん

よろしくお願いします。

（表情は硬いが、医師を見てこわばっているのはとれた様子）

（柔らかい口調でかつ淡々と）

早速ですが、Cさんは突然ご自宅に知らない人が入ってきたりする経験をされているのですね。

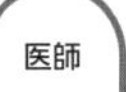

Cさん

そうなんです、本当に困ってしまいます。

（表情は硬いが、はきはきして、イライラしている様子はない）

> 医師の質問に対し「困っている」という思いを伝えることができた。
> そのせいか、イライラしている様子は感じられない。

手がかり
医師の伝え方と本人の表情を観察し、受け止めの状況を査定する

時には、トイレなんかにも出てくるんですよね。そうなると本当に困ってしまいますね。
実は、今、奥様にも同じ経験をされているかを聞いてみたところ、奥様はそのような人を見たことがないと仰っていたんですね。
じゃあ、何でCさんだけがそのような経験をされたのかというと、検査の結果、脳の中に"たんぱく"がたまっていて、脳を萎縮させているということがわかりました。

(柔らかい口調で、淡々と、やや畳みかけるように話す)

医師

Cさん

……。

(黙って医師の話を聞いている)

医師がたくさんの内容を話されているが、Cさんは理解しているだろうか。
表情のみではわからないが、医師の手法なのかもしれないので、様子を見よう。

ケア提供者

手がかり

本人が医師の説明をどう捉えたのか、状況から査定する

次々と説明をする状況に対して、医師の手法と判断し、あえてそのままの状況を保つ

その萎縮が、Cさんに幻のようなものを見せて、怖い体験をさせていたことがわかりました。
それの治療をしていくには、入院してより詳しい検査をしながらの方がよいかと考えています。
治療は早い方がよいと思いますので、今日これから入院することをお勧めしますが、いかがですか？

(柔らかい口調で続ける)

医師

Cさん

(驚いたように、前かがみになり)

いや、ちょっと考えますよ。
大丈夫だと思うし、(入院は)いいですよ、妻のことも心配ですし。

Cさんは考えているうちに入院のことを出されて慌てている。
やはり医師の話が理解できなかったのだろうか。
それとも、突然なので、医師の言葉を飲み込むのに時間を要しているのか。

ケア提供者

手がかり

慌てた本人の様子から、その理由を査定する

(優しく説得するような口調で)

奥様のことが心配なんですね。
でも、知らない人は奥様には見えていないんですね。本当に人がいるわけではないので、そこは心配ありませんよ。

医師

Cさん

いや、でも急にこんなこと言われても。
ちょっと考えさせてください。

(慌てた様子はなくなってきて、はっきりとした口調で話す)

Cさんは、自分の考えがまとまっていないことを伝えようとしている。
夫婦での生活を続けていくために、入院して治療を受けるということを選択してもらうよう、妻との生活についてうかがってみよう。

（少し間を置いて、優しくかつはっきり）

Cさんは、まだまだ奥様と一緒にご自宅で過ごしたいとお考えですか？

ケア提供者

手がかり
本人の言動から、どのタイミングで質問を切り出すか、状況から査定する

手がかり
入院の話をきっかけに、今後の生活の希望についての思いを確認する

Cさん

まあ、そうですね、そうしたいですね、
妻がよければですけど。

（と言って、ふっと笑う。緊張した表情だが、医師から妻との生活のことを出されるとふと表情が和らぐ）

▷妻はCさんの言葉を受けて、やや大きめにうなずく。

照れくさそうに笑うCさんを見ると、この先もお二人の生活を支えていきたい。
だからこそ、強制的ではなく納得して入院して欲しい。

そうですか。奥様はいかがですか？

ケア提供者

手がかり
本人の納得する治療方針となるよう、家族・多職種が同席する場で共通認識をもつため、あえてこの場で意向を確認する

妻

私も行けるところまでは、自宅で一緒にと思ってます。

（まっすぐに医師を見つめて、きっぱりと話す）

妻も意思表明をしてくださった。
なぜ妻は医師を見つめて言ったのだろうか。
妻もCさんがどうなっていくのか不安があるのだろう。だから自分たちの意思を伝えておきたいと思ったのかもしれない。

そうですか、お二人とも同じ思いですし、素敵ですね。
これからもずっと一緒に暮らしていくために、今少しの間入院して、検査と治療をすることも大切かもしれませんね。
私たちもそうすることのお手伝いをさせてもらいたいなと思います。
ケアマネさんもついていてくれるので、みんなで頑張りましょう。

（笑顔で、Cさんと妻、ケアマネジャーの顔を見る）

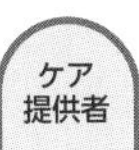

手がかり
本人と家族の思いを尊重することが重要であることを伝えた上で、今現在の入院の必要性を説明する

（少し緊張気味だが、明るく）

私も、お二人のこれからの生活をお手伝いさせてもらいます。

ケアマネジャー

ケアマネジャーも私たちと同じ思いなのだと確信できた。
入院後も定期的にケアマネジャーに情報提供して、連携していこう。

ケア提供者

手がかり
地域で関わる専門職（ケアマネジャー）と共通認識のもとで連携する方法を考える

入院は１カ月くらいと考えています。
今、Ｃさんと奥様から今後のご希望も聞けたので、私もそれに向けて治療していきます。
Ｃさん、いかがですか？
（柔らかな表情で、口調も優しく、一方ではっきりと伝える）

医師

▷Ｃさんは下を向いて考えている。表情がわからないが、Ｃさんの緊張感が伝わってくる。

Ｃさん

（やがて、顔を上げて、少し表情が緩み、諦めたように）
仕方ないですね。はい、わかりました。

下を向いている時は緊張感が伝わってきたが、顔を上げてからは少し表情が緩んでいる。
言葉通り「仕方がない」という諦めと、任せてみようという思いの両方があるかもしれないことを想定していこう。

ケア提供者

手がかり
本人の微細な表情の変化を捉え、さまざまな方向から思いを推定する

（優しく、はっきりと）
Ｃさん、ありがとうございます。一緒に頑張りましょうね。

医師

Ｃさん

はい、よろしくお願いします。

少し元気がないようだが、冷静さを保っていたようにも見える。
そんなＣさんを見るのはつらいが、だからこそＣさんと妻の望む生活ができるようにしていきたい。
入院中は病棟看護師とPSW、公認心理師がケアの中心になるため、外来での二人の様子（受診後、二人でコーヒーを飲んで帰ったこと）や希望を伝えて、退院後の生活を見据えてケアをしてもらおう。

ケア提供者

手がかり
本人の言動から、入院を受け入れた本人の思いと今後への影響を査定し、今後のケアの方向性を検討する

では、早速病棟にご案内しますね。

医師

▷Ｃさんと妻、ケアマネジャーも一緒に病棟に向かう。
▷ケア提供者と公認心理師も同行する。病棟に向かいながら、院内の説明をして、ここで少しの間生活することを感じてもらう。退室時に元気になって、また外来でお会いしたいことを伝える。

ケアチームによる共有

Cさんと妻の希望が確認できた。今回同席できなかったPSWにも情報を共有する。同時に、病棟看護師にも二人の希望を伝えた。

1カ月後に、退院して二人の生活ができるように退院支援を計画し、関係者で支援して行くこととした。

ケア提供者の振り返り

DLBの幻視は、しばしば日常生活に支障が生じます。また、自分にはありありと見えるのに、他者には見えないことを自覚することで不安になり、孤独を感じます。Cさんも自分だけにしか見えていないことを感じていたため、入院して治療を受ける必要性に加えて、Cさんの困りごとに寄り添い、皆でCさんを支えたいという思いで関わることを大切にしました。一方で、幻視に左右され、これまでできていた日常生活がままならなくなっていく本人を目の当たりにする家族のつらさにも思いを巡らせ、本人と家族が今後どのように暮らしていきたいのかを聴き、それに向けて多職種で介入していく、その道筋を整えていくことが必要と考えます。

（白取絹恵）

本事例の総評

本事例では、医師が丁寧に病気であることを伝え、治療のために入院をすすめています。それに対し困惑しているCさんでしたが、考える時間を取りながら、周囲の支援者は「沈黙」を大切にしながらCさんの発語を待つという場面です。その結果、Cさんは妻との生活がなにより大切に考えていること、入院が妻を一人にしてしまうことの心配や妻に迷惑がかかると考えていたことが表出されたのだと思います。そして、Cさんは妻も同意見であり入院についてのうなずきが確認できると、「仕方ない」と受け入れるに至ったのです。混乱しているCさんにとって、自分の考えを受け止めてもらえた、妻の気持ちがわかった瞬間はきっと、一瞬でも心地よい風が吹いたのではないかと思います。「対話」により「気持ちが通じた」経験は、Cさんにとって幻覚を見るつらさも受け入れてもらえた経験になったと思います。

（長江弘子）

不安定な症状がみられる時期

事例 7 過去の世界を生きているFさん

認知症の進行により、Fさんはものを収集する行動（BPSD）がみられ、Fさん自身は周囲の人（施設入所者）に対して違和感を覚えているようであった。アルツハイマー型認知症の症状である失認、重度記憶力低下がみられることから、Fさんが現実をどう認識しているか、Fさんが周囲の人をどう認識しているかを知ることで、ケア提供者がFさんと周囲の人の関係性をつなぎ、施設という新しい生活環境の中での生活行動の意味を理解し、Fさんの持っている力を引き出す支援になると思われる。Fさんの今を生きる力強さを伝えたい事例である。

プロフィール

Fさん、80歳　女性
アルツハイマー型認知症（FAST 5）

家族

夫とは死別　現在は一人暮らし
娘が近所に住んでいる。

経過

定年退職まで、市役所に勤務していた。
夫との死別が精神的な影響を及ぼし、記憶力低下がみられた。近所の人との約束した日時を間違えることが多くなり、自身でも覚えられなくなったことを自覚していた。忘れないようにメモを取るようになり、あちらこちらにメモを貼るようになった。いつしか、そのメモが何の用事だったのかがわからなくなっていた。
1年前に認知症の診断を受けた。診断後、夫の墓参りに行き迷子になり、警察に保護されることがあった。認知症の症状が進行し、家族が一人暮らしの限界を感じ、認知症のBPSDの緩和目的で施設入所した。

本人の特性（持てる能力、嗜好など）

- ○ 明るく温厚で、世話好きで優しい性格である。
- ○ 人との交流を大切にし、社交的で会話が好きである。

対話場面の数日前・当日の様子　▶ ケア提供者の考え

数日前の様子（入所後）

・入所数日後から、自分のテーブルや周囲の人のテーブルをおしぼりで拭き、施設内を目まぐるしく動き回っていた。その拭いたおしぼりを自分のカバンに入れ、カバンの中はおしぼりでいっぱいになっていた。この行動を、周囲の人は理解することができずにいた。
・同世代の背丈の低いAさんとともに行動することが多く、Aさんの手を引きながら歩いたり、時にAさんが突然怒って口論となることもあった。

▶ ケア提供者の考え

・Fさんは、なぜAさんとともにいるのか、どう認識しているのかが気になっていた。
・入所してからの施設内での行動から社会関係について知ることが重要と思われた。

当日の様子

・今日も施設内を目まぐるしく動き回り、テーブルを拭き、拭いたおしぼりをカバンの中に集めている。

▶ ケア提供者の考え

・Fさんがテーブルを拭き、おしぼりを集める行動の意味を知りたいと思い、話を傾聴した。
・周囲の人やAさんをどのように認識しているのか知りたいと思った。

対話場面

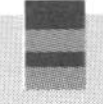

施設の食堂

▷いつものように、Fさんはおしぼりで施設内全体のテーブルを拭いている。周囲の人は怪訝そうに見ている。

> Fさんは同じ行動をしている。
> Fさんが真剣な表情で丁寧にテーブルを拭いている行動には意味があるのではないか。Fさんの行動の手がかりが何かあるのではないか。

お仕事ですか？

（Fさんに関心を持ち、声をかける）

ケア提供者

手がかり
本人の繰り返される行動の背景を探ろうとする

▷Fさんは黙々とテーブルを拭いている。
▷FさんがYさんのテーブルを拭いている時に、Yさんが怪訝そうな表情をする。

> Fさんは、Yさんのことをどのような方と認識しているのだろうか。
> 本人の認識を知ることが、Fさんの周囲との関係性を理解できるのではないか。

Fさん、あちらの方はどなたですか？

手がかり
本人が今どのような世界を過ごしているのか、周囲の人々をどのように捉えているのか尋ねることで確認する

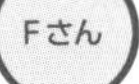

（Yさんのいる方向を見て）

上司です。とても怖い人で、厳しい人なの。

（と、表情が柔らかくなり、冷静に説明する）

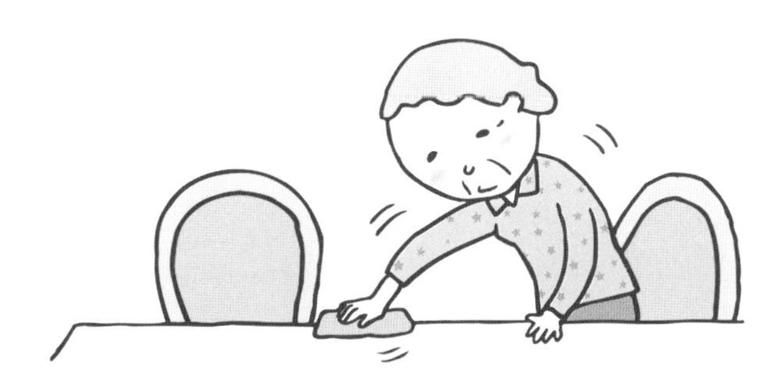

Ｆさんは Y さんを怖い上司であると思い、仕事に責任感を持ち、Y さんに冷たい態度をとられても、不満を言うこともなく、テーブルを綺麗にしていたのだろう。
Y さんに対し、上司としてお付き合いをしていることがわかった。
Ｆさんは、この場所を勤務先の市役所と考えていて、市役所で勤務していた時のように、仕事としてテーブルを拭いているのかもしれない。
施設の中には Y さんのほかにも、Ｆさんが上司や同僚と思っている方々がいるようだ。Ｆさんにとって仕事をしていた時期が、人生の中で生き生きしていたのではないか。
Ｆさんのおしぼりを集める行為やテーブルを拭いて動き回っている行動は、Y さんや他の療養者には理解することは難しく、Ｆさんが近づくと怪訝そうな表情をしている。

お仕事はつらくないですか？

ケア提供者

Ｆさん

……。（笑顔で頷き、仕事を続ける）

Ｆさんはこの場所を昔の職場と思っていて、テーブル拭きは自分の仕事で、上司に気を使いながら過ごしているのだろう。
施設に入所し、自分の居場所を見つけ、同じ入所者を上司と思って、様子をうかがいながら、仕事を続けているのだな。

ケア提供者

▷ A さんが、Ｆさんに近づいて来る。

Ｆさんは同世代の背丈の低い A さんとともに行動することが多く、A さんと口論することもある。A さんのことはどう思っているのだろう。
本人の認識を知ることが、A さんとの関係性を理解できるのではないか。
尋ねてみよう。

（A さんのことについて）

どなたですか？

ケア提供者

Ｆさん

子どもです。

（紹介するように答える）

Ｆさんは A さんを自分の子どもと思っていたことがわかった。
Ｆさんと A さんは同世代であるが、Ｆさんにとっては自分の子どもという認識があるため、行動をともにしているのだろう。

手がかり

本人の生きている世界について、これまでの人生史をふまえて想像し、理解しようと試みる

手がかり

本人が今どのような世界を過ごしているのか、周囲の人々をどのように捉えているのか尋ねることで確認する

私は○○です。(笑顔で自己紹介する)

ケア提供者

Fさん

(ケア提供者を示しながら、Aさんに口調を強めて)

挨拶をしなさい。

Fさんが、Aさんに挨拶をするように叱るのは、自分の子どもに対して母親として礼儀作法を教えているのかもしれないな。

ケア提供者

手がかり
本人の生きている世界について、これまでの人生史をふまえて想像し、理解しようと試みる

▷するとAさんは、「何言ってるの!」とイライラした様子で喧嘩ごしのような荒い口調で怒り、Fさんをにらみつける。Aさんは、その場を離れていく。

しかしAさんは、Fさんの子どもとは思っていないので、「挨拶しなさい」と言われてもイライラして、これが口論に現れているのかもしれない。

ケア提供者

手がかり
口論となった原因を双方の認識を推定して考える

Fさん

(ケア提供者の方に視線を向けて)

本当に…、すみません。

(子どもの失礼な態度に対するように、謝罪する)

Fさんは Aさんの母親として、お世話をしているのだろう。
今の気持ちを知りたい。

子育ては大変ですか?

ケア提供者

手がかり
本人の生きている世界での思いを理解するため、ケア提供者もその世界に寄せた話題で話をする

Fさん

子どもを育てているので、忙しいです。
私は小さい頃、戦争でよいものを食べてこなかったから痩せている。
子どもにはいっぱいご飯を食べてもらいたい。

(冷静な表情で、思いを表出する)

Fさんは入所してからこの場を職場と思い、Yさんを上司と感じていた。
その一方で、Fさんは自分の子どもと背丈が似ていたAさんを自分の子どものように思って接していたのかもしれない。
Aさんに関心を持っていたのはFさんだけで、Fさんは優しい人柄で、人との交流を大切にしている人だから、AさんはFさんと一緒にいることが多いのではないだろうか。
Fさんとの対話から、Fさんの生きている世界を知り、Fさんの今置かれている現実の思いに触れることにつながった。

ケア提供者

▷その後、Fさんは子育ての話をいろいろとしてくださった。

●ケアチームで共有したこと

Fさんは、入所施設で食堂などの人が集まる場所では、その空間を職場と意識していた。それは、1つの社会の中にいる自分を感じていたものと考えられた。そして、職場と意識したからこそ、先に入所していた人を上司と認識し、職場でしっかり自分の役割を果たしていこうとしておしぼりでテーブル拭きをしていることが理解できた。

また、一人でいる小柄のAさんを自分の子どもと認識して面倒をみようとしていることなどがわかり、入所してからの対人関係、状況認識について理解することができた対話であった。

このようなFさんとの対話から、「今」ではなく「過去」の経験世界を生きていることを施設スタッフと共有した。Fさんの行動の意味に気づき、改めてFさんを理解しようと、施設スタッフがFさんのケアに関心が向くようになった。

ケア提供者の振り返り

不安定な症状がみられる時期の日常生活の中の対話の一場面では、認知症をもつ人を理解しようと行動観察し、特異な行動がなぜ起きているのか、その行動は何を意味しているのかと、Fさんの生きる今を「知る」ケアが重要です。「対話」は、その人の認識である体験世界を引き出し、その人の意向を知る手掛かりとなります。それを理解することで、関わり方のヒントを得ることになり、その人の体験世界を追体験しつつ不安や混乱を緩和することにつながるケアとなると考えます。

（桑原良子）

本事例の総評

本事例の対話では、入所間もないFさんの様子を気にかけ、よく観察した結果を活かしています。慣れない環境、見知らぬ環境に突然置かれたFさんにとって、どんな体験なのかを注意深く観察することによって、行動の背景にある認識、周囲の人をどう認識しているのか、その関係性までを表出される「対話」となっています。Fさんにとっては、自分のことをわかってもらえ、安心した気持ちになったと思われます。それがきっかけとなってFさんはほんの少し心を開き、会話が進んだと考えられます。

さらに、それを関わる施設職員スタッフと共有したことも大切です。ケア提供者がFさんの体験世界を知ることで、行動の意味を理解し、緊張しない言葉がけができるようになると、Fさんの緊張や不安も軽減し、施設での生活が心地よくなるものと思われます。

（長江弘子）

意思疎通が困難になる時期

事例8 多職種による薬剤と嚥下機能の検討により、経口摂取が継続できたGさん

アルツハイマー型認知症の診断を受け、誤嚥性肺炎の発症を機に急性期病院に入院したGさんに対して、一度は胃瘻造設が提案されたが、ケア提供者が唾液の嚥下が可能である、咳嗽反射と咳嗽力が保たれているという本人の強みに着目し、多職種チームで継続的な評価や摂食・嚥下リハビリテーションの調整を行うことで、経口摂取が継続できた事例である。

プロフィール

Gさん　73歳、男性
アルツハイマー型認知症（FAST 7）だが、現在幻視があり、レビー小体型認知症が疑われる

家族

妻（70歳）と二人暮らし
娘が近隣に居住

経過

6年前にアルツハイマー型認知症の診断を受ける。
自宅では妻の介助で車いすに乗車し、3食経口摂取をしていた。
1ヵ月程前から、むせることが多く、発熱、痰量の増加があったため、急性期病院を受診し、誤嚥性肺炎の診断で入院した。
自宅では挨拶程度の発語があったが、入院後は発語がない。表情は乏しく、全身に固縮を認め、自発的に四肢を動かすことはない。
解熱後に、嚥下機能評価に基づきゼリーから経口摂取を開始しているが、途中で閉眼することや口にため込んだままになることがあり、摂取量に変動があり、経鼻経管栄養を併用していた。
服薬歴：メマリー® OD錠10mg 1錠、ドネペジル塩酸塩OD錠5mg 1錠、リスペリドン® 錠0.5mg 2錠
入院20日目に、再度誤嚥性肺炎の再燃があり、医師の指示で経口摂取が中止になった。

本人の特性（持てる能力、嗜好など）

- ○ 食べることが好きで、特に甘いものを好んでいた。季節ごとのイベントや旬の食材を楽しむ習慣があった。
- ○ 認知機能の低下によって車いすの生活となったが、今まで、入院を必要とする疾患に罹患したことがない。
- ○ 認知症発症初期の会話が可能であった頃に、「口から食べられなくなったら、胃瘻はしなくていい」と意思を表明していた。

対話場面の数日前・当日の様子　▶ ケア提供者の考え

数日前の様子

- 経口摂取を中止し、経鼻経管栄養を行っている。熱は37.0℃前後に落ち着いており、誤嚥性肺炎を再燃する前と変わりない様子であった。
- 妻は毎日面会に訪れ、「いつになったら、また口から食べられますか」と看護師に質問していた。

▶ ケア提供者の考え

- 妻は経口摂取を希望しているが、本人はどう考えているのだろうか。口から食べること、食べないことのリスクを整理して考える必要がある。

当日の様子

- 朝の申し送りで、Gさんの妻は主治医から「経口摂取の継続は難しい」と説明を受けているのだが、「いつになったら食べられるようになるのか」と看護師に説明を求めていることが申し送られている。

▶ ケア提供者の考え

・ここ数日間の記録や申し送りの内容からも、主治医も病棟看護師もGさんが経口摂取を再開することが望めないと考えているようだが、まず、本人の状態を確認させていただく必要がある。

対話場面

Gさんの病室

▷ Gさんを交えて、担当医、担当看護師、ケア提供者（専門看護師）と食事の方向性について今後の相談を行う。
▷ Gさんは、ベッド上で寝ている。

主治医：（Gさんの寝ている様子を見ながら）
経口摂取を始めてすぐに、誤嚥性肺炎を再燃している。経口摂取を継続することは難しいかもしれないよ。

ケア提供者：
医師の言うとおり、認知症の進行による嚥下障害で不可逆的だから、経口摂取を続けることで本人の苦痛が増すのではないだろうか。

そうですかぁ。んーー。

でも、ベッドサイドで見ているかぎりでは、唾液の嚥下も行えている。
また、随意的咳嗽はできないが、咳反射はしっかりしている。

でも、先生、このまま、経口摂取を中止して、本人や家族の意思を尊重して、経管栄養を行わない場合、生命の終わりを意味すると思うんですよね。
経口摂取をしている時の状況をみると、摂取量に変動はありますが、全く食べられないわけではないのではないかなと。
食事形態や姿勢調整、食事介助の工夫により経口摂取が継続できる可能性があるんじゃないかと思うのです。

> 手がかり
> 認知症に伴う不可逆性の嚥下障害により、経口摂取が本人の苦痛になっている可能性を考える

> 手がかり
> 本人の様子から嚥下状態を評価する

> 手がかり
> 生命に関わる判断となるため、嚥下障害の再評価が必要と考える

主治医：んー。
でも、この状況をみてるかぎりでは、難しいんじゃないかと思うんですよね。

それなら、解熱後に再評価のため嚥下造影検査（VF）を行ってみることを検討するよう、伝えてみよう。

ご本人が「胃瘻はしなくていい」と言っていたことから、ご家族（妻と娘）は「この先も口から食べられないのであれば、経管栄養をやめてほしい」と訴えるだろうと思います。

> 手がかり
> 本人の経口摂取の可能性を判断するために医師に詳細な検査を依頼する

ベッドサイドで一度、摂食嚥下リハビリの場面を見ていただけないでしょうか。
嚥下反射もありますし、何より咳がとても強く出せるのが強みだと思うのですが。

主治医

（しばらく考えて）

それでは一度、リハビリ科の先生に診てもらってください。
私からお願いしておきます。

よかった。
食事摂取できる可能性が少しみえてきた。

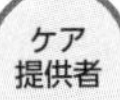

翌日、リハビリ科医師同席で摂食嚥下リハビリを行ったところ、むせなくとろみ水小スプーンで３杯、ゼリー４gを摂取した。
リハビリ科医師より、「いくらか食べられそうだし、食事形態や姿勢を工夫してやってみる価値はあると思うよ。それに、今のままでは家族も納得できないだろうから、一緒にVFの画像を見てもらって、今後のことを考えればよいのではないか。私から主治医にも伝えておくよ」との返答を受けた。
家族に付き添ってもらって、VFを行うことになった。

検査室（VF実施）

▷妻と娘立ち合いのもとVFを実施することになり、自宅での経口摂取の状況に近づけるように、妻に確認しながら姿勢調整や介助を行う。
▷検査食はゼリーとトロミ水を用いる。嚥下反射が遅い、咽頭に食物の一部が残留し、１度喉頭付近にトロミ水が侵入したが、良好な咳反射と喀出力により誤嚥はない。
▷しかし、開始から10分くらいで寝息を立てて寝てしまう。

▷リハビリ科医師は、そばで様子を見ている。

咳反射がしっかりしているのはGさんの強みである。
だが、どうしてこんなに傾眠なのか。
覚醒をうながすように声掛けしてみよう。

Gさん、もう少し食べませんか？

ケア
提供者

手がかり

残された機能を評価し、本人の強みを確認する

（ケア提供者の声かけ後に続けて、Gさんの肩をたたきながら）

Gさん、Gさん！

リハビリ医

Gさん

……。（車いすに座ったまま目を閉じている）

ケア提供者

これだけ声掛けをしても眠っているので、今日はこれ以上は難しそうだ。

妻

（心配そうな表情で、Gさんに顔を近づけながら）

お父さん、ほら、食べないと。あーんて、お口開けないと。

▷リハビリ科医師とケア提供者は目を合わせて、困った表情をしている。

Gさん

…。（目を閉じている）

ケア提供者

奥さんはやっぱり本人に口から食べてほしいのだろうな。
このGさんの状況もふまえ、奥さんの思いも一度しっかり確認した方がよさそうだな。

今は眠ってしまっていて、難しそうですね。

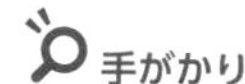

手がかり

家族の胃瘻に対する思いは、本人が元気な時の発言からであることを確認する

リハビリ医

…。（奥さんの行為をじっと見ている）

妻

（少し寂しげな表情で）

元気な時に「胃瘻はしたくない」って言っていたんです。
この前のクリスマスにはステーキもケーキも食べたんですよ。食べながらにこっとするのを見ると、食べる楽しみを奪うことはできないって思うんです。
また、食べられるようになりませんか。胃瘻はしません。

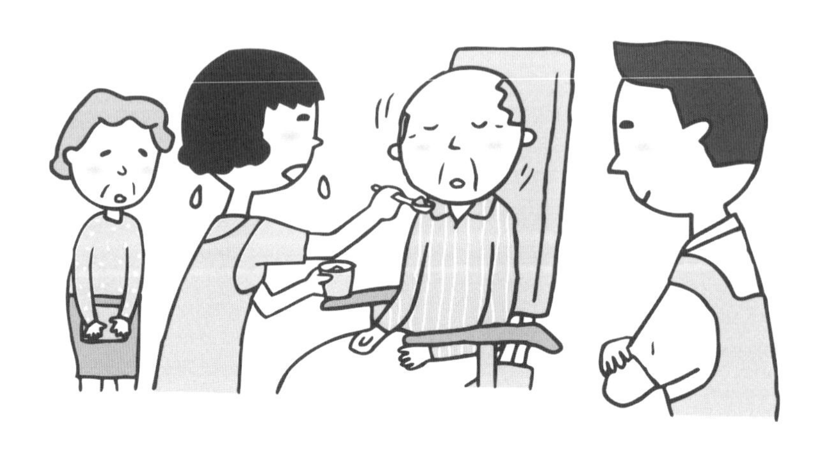

リハビリ医

…。（奥さんの言葉にうなずきながら聞く）

ケア提供者

どうしてこんなに急に嚥下機能が低下したのだろうか。

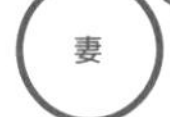

妻

先生、何とかならないでしょうか。
夫は絶対に食べたいと思っているはずです。

リハビリ医

検査から、咳反射と排痰などの喀出力はあるので、思ったより誤嚥はなかったですね。
すべて口からというより、主の栄養は胃瘻から投与し、経口で食べることはお楽しみ程度がよいのではないでしょうか。

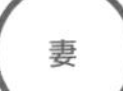

妻

（表情をくもらせながら）

胃瘻は…。

ケア提供者

本人と家族が胃瘻のことについて話し合っていたとはいえ、数カ月でこんなに状況が変わってしまったのであれば、家族が動揺するのも無理はない状況だな。
本人の意思を尊重したいと思っているのだな。
家族も決断に苦しい思いもあるだろう。できるかぎり、口から食べられるように整えられないだろうか。
覚醒している時間を増やし、Gさんの強みである喀出力を保ち、誤嚥しても誤嚥性肺炎に移行させないようにするためには、リハビリ時間を増やすことや、歯科衛生士による専門的口腔ケアをとり入れることも必要である。
Gさんに対して行えることを可能なかぎり実施した上で、最終的な栄養投与方法を決定することとしたい。

先生、傾眠で必要量は満たせないかもしれないけど、咳反射が保たれているので、ご本人がしっかり起きている時の誤嚥のリスクは低そうな気がするのです。
今は理学療法のみなので、もう少しリハビリの時間を増やしていただいたり、歯科衛生士にも協力を依頼して経口摂取を継続してみてはどうでしょうか。

手がかり

本人の思いを尊重したい家族の思いと、生命にかかわる決断を委ねられた家族の思いを推定し、最善の方法がないか模索する

手がかり

検査結果から誤嚥のリスクが低いと考え、医師に多職種と連携しながら食事摂取できる方法を検討していくことを提案する

リハビリ医

そうだな。
誤嚥はないことが確認できたので、まずは、1週間程度リハビリを追加して経口摂取について再評価してみましょう。
奥さん、その方向でGさんの状況を確認してみましょう。

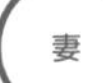

妻

（少しほっとした表情で）

ありがとうございます。よろしくお願いします。

奥さん、うれしそう。少しでもＧさんの経口摂取が進むよう、理学療法士や歯科衛生士とも相談してみよう。
でも、この傾眠がちな様子が何が原因なのか考えてみないと。
もう一度、カルテの治療内容や内服内容を確認してみよう。

ケア提供者

VF 実施以降

▷作業療法と歯科衛生士による口腔衛生管理が追加となる。
▷入院時から継続していた理学療法に作業療法も追加し、体力維持・向上、持続的な覚醒を目指した車いす乗車や立位訓練、歯科衛生士による口腔ケア、病棟看護師による車いす乗車や口腔周囲筋群のマッサージやストレッチを行った。
▷これらと合わせて、ケア提供者が昼のみ、妻が見守る中でゼリーより経口摂取を開始した。ゼリーペースト状の食事形態まで形態をアップしても、むせることはなかったが、摂取量は少ないままであった。
▷妻は、ほぼ毎日、食事の時間に来院し、声をかけ、食事を促していた。

ある日
▷妻が食事介助を行っている場面に、ケア提供者も同席していた。
▷Ｇさんは、食事中、発声はないが、天井をみてニコニコしながら何かを目で追う様子がみられ、口に食事を含んだまま飲み込まずにいた。
▷妻が、「お父さん、しっかり噛んで食べないと、お家に帰れないよ」と、本人の頬をさすりながら声をかけるも、飲み込む様子は見られず、次第に寝てしまった。

摂取量が少なく、これでは経管栄養に依存せざるを得ない。どうすれば、もう少し食べられるようになるのか。
現状を本人がどう考えているのだろう。家族の思いで、経口摂取を継続しているが、少しでもこうやって食べられることをうれしいと感じてくれているだろうか。
咽頭期の機能が比較的保たれているので、食事の間の覚醒や注意の持続が課題だな。
Ｇさんの様子から幻視があるようだし、もしそれがレビー小体型認知症によるものだとすると、内服しているリスペリドン® が覚醒にも強く影響しているかもしれない。
今は興奮状態もみられないし、内服の必要性について、医師と薬剤師に相談してみよう。

ケア提供者

手がかり
本人の状態から疾患対処を行い、介入効果を査定する

多職種カンファレンス

先日、食事の時、表情の乏しさ、全身の固縮があり、天井を見てニコニコしていたのです。
それが幻視の影響で、レビー小体型認知症の症状が併発しているのではないかと思うんです。

ケア提供者

手がかり
本人の症状やこれまでの経過から、傾眠の原因を推論し医師に報告する

主治医：そうですか。

ケア提供者：また、カルテを見ると、リスペリドン® を内服しているんですね。

薬剤師：入院前から飲んでいますよね。

ケア提供者：奥様から、「3年ほど前に攻撃的な行動がみられた時が内服し始めたきっかけで、今も飲み続けている」とうかがいました。

主治医：攻撃的な行動がレビー小体型認知症の特徴とは言えないかと思います。
全身の状態や幻視のエピソードからも、レビー小体型認知症の可能性もありそうですね。今は落ち着いているのですか？

ケア提供者：
状況をしっかり伝えないと。

今は攻撃的な行動などの BPSD はみられていません。
逆に傾眠がちで、リハビリをしていても食事でも、すぐに寝てしまうんです。
覚醒を促していきたいと思っているのですが。
リスペリドン® を中止してみるのはいかがでしょうか。

手がかり
本人の症状やこれまでの経過から、傾眠の原因を推論し医師に報告する

主治医：なるほど…。

ケア提供者：そこで覚醒状況がよければ、もう少し食事摂取が進むと思うのです。
今は、嚥下というよりも覚醒の問題で食事が進まないのではないかと思うので…。

手がかり
各職種が得ている情報を引き出して統合し、多角的に症状をアセスメントし対応を考える

薬剤師：確かに、おっしゃるとおり、リスペリドン® が影響しているかもしれませんね。少しずつ減らしてみてもよいと思います。

主治医：○○さん（ケア提供者）の言うとおり、レビー小体型認知症を併発している可能性も否定できないですね。
いずれにしても、現在症状が落ち着いているので、漸減から様子をみてみましょう。

ケア提供者：
よかった。これで、覚醒ができれば経口摂取が進むかもしれない。少し可能性が見えてきそう。

ありがとうございます。

漸減ののち、休薬4日目

食事中に口の中にため込むことや、覚醒の変動が減り、1食20分から30分で摂取できるようになった。

食事場面を見にくる看護師も増え、病棟スタッフからは「この様子だったら3食食べられそう。すごいよくなって、よかった」と、回復を喜ぶ声が聴かれた。

入院から40日

軟らかい形態の食事を、3食経口摂取できるようになった。

呼名に対する返答や挨拶が聞かれ、ケアを行った看護師に対して「お疲れ様でした」と声をかけることもあった。

妻とも、「よかった、お父さんまた美味しいもの食べられるね」と、笑顔で会話をする様子がみられるようになった。

その後、自宅に退院

経口摂取を2年以上持続することができている。

久しぶりにお会いした時、妻は「あの時、胃ろうをする選択をしていたら、今のこの生活はありません」と言っていた。

ケア提供者の振り返り

Gさんがほとんど自身の意思表明ができない中で、過去に家族に示していた「胃瘻をしない」という意思を大切にし、経口摂取するための本人の持てる力や改善可能な影響を与えている要因にアプローチを行っていきました。その後、経口摂取が可能になり、発語も聞かれるようになった様子から、認知症という進行性の疾患を抱える高齢者に対して、何かができなくなった理由をすぐに疾患の進行とするのではなく、常に他に改善できる要因はないだろうかと検討することの重要性に気付かせてくれた症例でした。（那須真弓）

本事例の総評

「胃瘻をしない」という本人・家族の意思を尊重しつつも、食べることが好きだった本人とそれを支える家族の思いからケア提供者が中心となって食事を摂取できるように環境を整えた事例です。まずは、食事を摂取するための持てる力があるのかについて、主治医・リハビリ科医と相談をしながら、本人の状態を評価し検討しています。その後、実際の食事摂取場面から、食事摂取を行う行為を阻害しているのではないかと考えられる要因について本人の表情からレビー小体型認知症の可能性を捉え、現在内服している薬との影響があるのではないかと考えたのはさすがです。ケア提供者は、本人・家族との対話をもとに、「こうありたい」という思いを実現するべく、ケアチームとも「対話」を繰り返しながら、最善の医療の提供に向けた実践をしていくことの重要性が示されています。（高 紋子・原沢のぞみ）

意思疎通が困難になる時期

事例9 最期は自宅でゆっくり生活したいという願いをかなえたHさんと家族

誤嚥性肺炎を繰り返している重度認知症のHさんの今後の治療やケアについて、家族と多職種がHさんの思いを推定しながら話し合いを繰り返し検討した事例である。

プロフィール

Hさん　80歳　男性
アルツハイマー型認知症（FAST 7）
東北で生まれ育ち、会社員として働く。

家族

妻（70歳代後半）と二人暮らし
一人娘（40歳代）が近所に住む

経過

退職後65歳で直腸がんの診断を受け、人工肛門を造設することになり、妻とともに娘の住む東京に上京。造設して10年程度は自分で管理していた。
70歳の時にアルツハイマー型認知症と診断され、徐々に進行していった。
現在は、歩行することができず、話しかけても「う～」と言うことはあるが、言葉はほとんど発しなくなっており、時々問いかけに対してうなずくことがあった。
ここ1年で誤嚥性肺炎を2回繰り返していた。1回目の入院の際に肺がんを指摘されたが、治療はされなかった。
今回、3回目の誤嚥性肺炎の加療目的で入院。炎症は改善傾向にある。また、CT上肺がんが増大していることを指摘されていた。急変時の対応や経口摂取のみでは厳しい可能性があることを、入院当日に医師より妻と娘に説明があった。

本人の特性（持てる能力、嗜好など）

- ○ テレビをつけると、じっと見つめている。
- ○ 話しかけると目を合わせるが、意味のある発語はなく、時々「う～」と話すことや問いかけにうなずくことがある。
- ○ 痛いときなどは眉間にしわを寄せたり、体を緊張させるような非言語的サインを送る時がある。
- ○ 食べることが大好きで、自宅ではいくらなどを食べていた。

対話場面の数日前・当日の様子　▶ ケア提供者の考え

数日前の様子

- 入院3日目、入院時より痰の量が減り、険しい表情も減っていた。医療者に対してあまり表情を変えることはないが、妻が来ると表情が和らぎ、時々笑みをこぼすこともある。
- 内服薬をとろみ水で飲んでいるが、口にため込むことが多く、10分くらいかけて飲んでいる。
- 発語はほとんどなく、スプーンを見せると口を開ける。
- 入院5日目に嚥下評価を実施する予定。肺がんも進行しており、肺がんの予後は半年程度である。

▶ケア提供者の考え

- 本人には病状説明や現状説明がされておらず、本人の価値観や意向が全くわからなかった。本人が言語のみで意向を伝えられなくなった状態であっても、本人の意向や価値観をふまえた今後の治療（AHN 選択）や療養の検討に関する意思決定支援が必要であると考えた。

当日の様子

- 熱は37.0℃車いすに座り、内服される。その様子を妻が見ている。
- 表情は穏やかで、妻に視線を向けている。

▶ケア提供者の考え

・低栄養の進行や食事摂取に時間がかかることから、経口のみで栄養摂取をすることは難しいかもしれない。
・明日が嚥下機能の評価であり、その後、主治医から人工的水分・栄養補給（以下、AHN）について話があるだろう。今日は本人の意向をよく知っているであろう妻が来院されており、経口摂取への思いや現時点での AHN についての考えを確認しようと思う。

対話場面

Hさんの病室

▷ケア提供者が訪室。

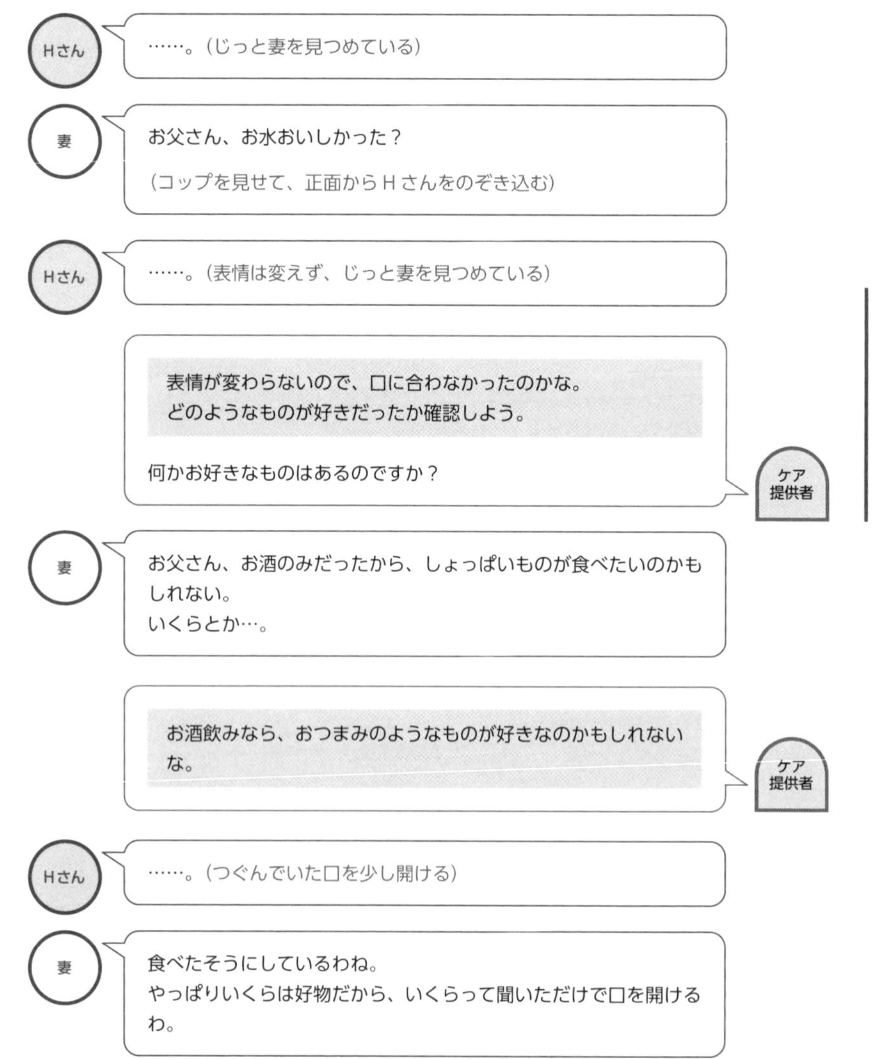

手がかり
表情から本人の気持ちを推測する

手がかり
家族からの情報を頼りに、本人の食の好みを確かめる

ケア提供者
(H さんと妻の顔を見ながら)

H さんは食べたいものをお伝えすると、口を開けるのですか?

Hさん
……。(口を閉じて、じっと妻を見つめている)

妻
そうなのよ。食べたい時は口を開けるの。
でも、先生から「食べるのは難しい」って言われたから、もういくらも食べられないかしら。
かわいそうに…。

ケア提供者
H さんの食の嗜好は確認できたので、AHN についての受け止めなど確認していこう。

(H さんと妻を見ながら)

入院された時に、先生から食事についてお話があったと思いますが、先生からはどのようにうかがっていますか?

> **手がかり**
> 食べるのが難しい状況をどのように受け止めているか、本人や家族に確認しようと試みる

Hさん
……。(表情は変えず、じっと妻を見つめている)

妻
もう、口からだけでは十分な栄養が取れないから、鼻から管を入れるとか、胃に穴をあけるとか、あとは大きな血管に点滴を入れるとか、そのようなお話をされました。

> **手がかり**
> (医師からの説明の内容の理解について確認することで) AHN に対してどう考えているのか、これまでの経過をふまえて確認する

ケア提供者
冷静に話されているな。
誤嚥性肺炎を繰り返しているので、栄養についての話は初めてではないかもしれない。確認してみよう。

栄養については、何回かお話を聞いたことがあるのでしょうか?

> **手がかり**
> この (AHN に関してショック状態をきたす可能性があるという) 話題について、どのような反応をされるかを、非言語的な反応から捉えようと試みる

妻
これで、3 回目かな〜。
考えなきゃと思っているんですけど、なかなか話し合えませんでしたね。

ケア提供者
何回か話をされていることは確認できた。
H さんの思いや価値観を確認しよう。

(H さんと妻を見ながら)

何回かお話があったということですが、H さんはこのことについて何かお話しされていたのですか?

> **手がかり**
> これまでも誤嚥性肺炎を繰り返しており、以前の本人の思いをもとに今回の意思決定に向けた思いや価値観を確認する

Hさん
……。(表情は変えず、じっと妻を見つめている)

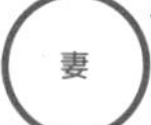

初めて言われた時には、お父さんももう少し話できたんですけどね。
「食べられなくなったらおしまい」って言ってたんですよ。
だからね、今回もどうしようかと思っています。

ケア提供者

> Hさんの人生を左右する内容になるので、だれか相談相手がいないか、これまで相談したことがあるかどうかを確認しよう。

(Hさんと妻を見ながら)

そのお話を、どなたかに相談したことがありますか?

手がかり

これまでの経過の中での相談者の存在を確認し、今回のAHNの方針を話し合うことができるよう算段をつける

Hさん
……。(表情は変えず、じっと妻を見つめている)

妻
あります。
家に来てくださる訪問看護師さんや往診の先生、娘にも相談しています。

ケア提供者

> 人工肛門の造設、認知症の診断後に他者の支援が必要であり、入退院を繰り返している中で、HさんがAHNについて、今後の人生について地域のケアチームの方に語った機会があるかもしれない。
> Hさんの意向に沿った考えをともに検討していただこう。

それでは今度、娘さんと地域の方を呼んで、一緒に話し合いをしましょう。

手がかり

人生に対する本人の意向について、ともに本人・家族と一緒に検討することを提案する

Hさん
……。(表情は変えず、じっと妻を見つめている)

妻
よろしいんでしょうか。お願いいたします。
(少し表情が和らぐ。ケア提供者を見つめながら、軽く頭を下げる)

手がかり

本人の意向を推定するためには、多職種での検討が良いと考える

ケア提供者

> 言語のみで表現することが難しいHさんの意向を、家族のみで推定することはとても不安なのだろうな。
> 地域のケアチームの方や、院内の多職種で検討したほうがよいだろう。

(Hさんと妻を見ながら)

わかりました。
それでは、主治医や社会福祉士とともに考えます。

手がかり

地域で本人に関わっている人を含め多職種で、これまでの関わりの中から本人の意思を推定しようと試みる

▷これまで入退院を繰り返してきたＨさんであるが、その際にAHNについて地域のケアチームの方に話していたようであったこと、Ｈさんの推定意思に沿ってAHNについて検討していくことを、多職種で共有した。今後、嚥下機能評価を受けて、医師は再度病状説明することになった。

▷受け持ち看護師は、家族が面会に来ている時のほうがＨさんの表情がにこやかであることに気づき、「Ｈさんは、家族とより長く時間をともにしたい、自宅で生活したいのではないか」と考えていた。

▷AHNの選択や今後の療養場所について検討するために、病状説明の際に、地域のケアチームの方に同席してもらうことになった。社会福祉士は、訪問看護や往診医、ケアマネジャーからの情報収集および連絡をし、ICの日程調整を行うことになった。

Ｈさんは、これまでの長い経過がある中で思いを自身で伝えることができず、歯がゆい思いをしているだろう。
Ｈさんの推定意思に基づいて支援するためには、家族はもちろん、Ｈさんの自宅での生活を支えてきた地域のケアチームの方に確認することが必要である。また、AHNを導入し暮らしていくかについても、地域のケアチームの方と院内の多職種で検討できるように、環境調整が必要である。

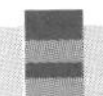

入院５日目（嚥下評価）

▷嚥下評価を実施したが、嚥下反射が非常に弱く、また、誤嚥しても咳嗽反射が起こりにくい状態であった。経口摂取による誤嚥は避けられず、経口摂取のみでは必要栄養量や水分摂取量が維持できないと予測された。

▷５年以上Ｈさんを担当しているケアマネジャーからの情報により、入院直前まで２時間かけて経口摂取されていたことや経口摂取への強い思いがあること、家で過ごすことが好きであること、肺がんの診断を受けた時に、「もう治療はしない。これ以上、体に傷はつけたくないし、最後は自宅でゆっくりしたい」と話し、治療を受けなかったことがわかった。

▷ICの前に病院内の医療者カンファレンス（医師、看護師、社会福祉士）を行い、これまでのＨさんの意向を医療者間で共有し、ICの方向性を確認した。嚥下機能評価の結果や肺がんについての予後をふまえ、AHNについてのそれぞれの説明（経鼻経管栄養、胃ろう造設、中心静脈栄養、末梢点滴）をケアマネジャー同席のもと妻・娘に行い、Ｈさんの意向に沿った合意形成を行うことになった。

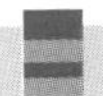

入院10日目（IC当日）　カンファレンスルーム

▷ICの前に、ケアマネジャー、妻と娘はＨさんに面会する。

▷医師よりケアマネジャー、社会福祉士、ケア提供者の同席のもと、妻と娘にIC。経口摂取は難しく、だ液でも誤燕していること、AHNについての説明がある。

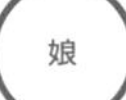

そうですか…。
お口からだけでは栄養は取れないのですね…、覚悟はしていたのですが。
肺がんのほうの余命はどれくらいでしょうか？

（じっと医師を見つめる）

医師：肺がんだけを考えると半年くらいですが、全身の栄養状態やご年齢を考えると、もっと短い可能性もあります。

娘：そんなに短いんですか？（うつむく）

妻：……。（下を向いて黙っている）

ケア提供者：

家族は、Hさんの残された命が予想以上に短いことに衝撃を受けられている。
沈黙を続け、家族から話されるのを待とう。

手がかり

予後が短いことに衝撃を受けている家族の様子から、あえて沈黙を続け家族が気持ちを話し出すのを待つ

妻：（医師を見つめ）

半年しか生きられないなら、本人の好きなようにさせてあげたいです。

ケア提供者：半年と聞いて、ご本人の好きなようにと思われているのですね。

（妻と娘さんを見つめる）

妻：（娘を見つめ）

そうですね…、予想以上に厳しいですね。

娘：……。

ケア提供者：

この状況をHさんにお伝えするか、確認しよう。

ご本人は今の状況を理解して思いを伝えることがなかなか難しいとお見受けします。
今の状況をお伝えしますか？

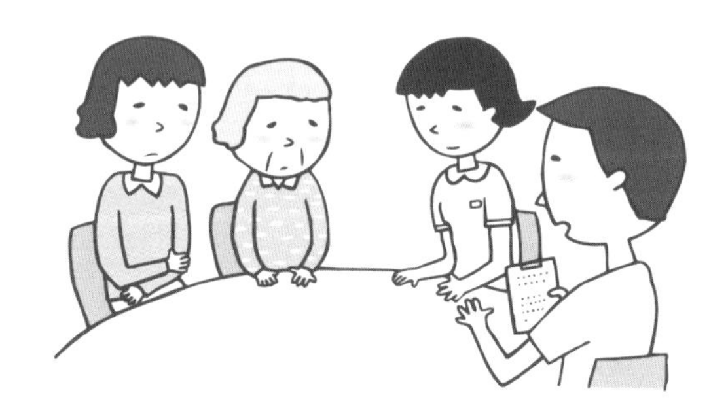

妻

（医師の方を見て）

伝えても、わからなくて混乱すると思うので、この話は伝えなくてよいと思います。

手がかり

本人に厳しい状況（肺がんの予後や経口摂取が難しいこと）を伝えることに対して、家族自身の意向を確かめる

ケア提供者

（妻と娘を見ながら）

そうですよね、とても難しい状況ですし。
もしご本人なら、今の状況をどのように考えられると思いますか？

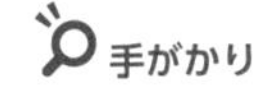

本人の推定意思を、家族に尋ねる

妻

（うつむきながら）

人工肛門を造って精一杯自分で管理しようと努力してきました。
でも、認知症になってできなくなって…。
その中で、「もう体を傷つけたくない」とは話していました。

ケア提供者

「もう体を傷つけたくない」とは何を指すか、確認しよう。

「もう体を傷つけたくない」と話されていたのですね。
Hさんは食事を2時間かけて食べられたようですが、肺炎を起こしやすい状況ですが、食べたいと思われると思いますか？

手がかり

「もし本人ならどう考えると思うか」と家族に問うことで、本人の推定意思をこれまでの状況をふまえながら確認する

妻

「食べたい」と思うと思います。
先ほどもベッドの横で娘がお茶を飲んでいたら、じっと見つめていたので…
あの表情は、飲みたい、食べたいんだと思います。
Hは「食べられなくなったら、もうおしまい」と話していましたが、もうそういう時期なのですね。

ケア提供者

AHNについて考える時期であること、最期の過ごし方を改めて考える時期であることを妻は感じ取られているようだ。
この時期だからこそ、AHNについて検討しなくてはならない。
Hさんの推定意思を尊重できるように、AHNの選択についてHさんの推定意思や家族の考えを確認し、皆で共有しよう。

先生のお話をうかがうと、そろそろそういう時期が近付いてきたようですね。

（医師の方を一度見る）

手がかり

本人の推定意思を、家族に尋ねる

皆で本人の推定意思を共有し、合意形成に向けて確認しようとする

医師

（うなずきながら）

そうです。おっしゃる通り、そういう時期が来たということです。

手がかり

予後についての医師の見解と家族の認識を皆で慎重に確認する

家族や専門職それぞれの立場から、本人の推定意思を確認するため、タイミングをみながら全員の意見を吸い上げる

妻

実は、先生とお話しする前に、お父さんにチューブや胃ろうの話をしたんですよ。
そしたらじっと見つめたあとに、目を反らしたんです。
たぶん、これは嫌だっていうことだなと思ったんです。

社会福祉士

娘さんはどのように思われましたか？

娘

私もそう思います。嫌な時の表情だったね。

ケア提供者

普段をよく知る第三者の意見を聞いてみよう。

ケアマネジャーさんは、どのように思われましたか？

ケアマネジャー

Hさんはお話はされませんでしたが、私がご挨拶をすると少し口元が緩みました。
ただ、胃ろうなどの話をしたら奥さんや娘さんがおっしゃるような表情をなさったのですよね。

手がかり

これまで長年関わってきた（本人をよく知っている）専門職からの見解をふまえる

皆で本人の表情や様子から本人の思いを推定し、家族が代弁できる環境を整える

妻

みんなそう思うなら、やっぱりチューブ類は嫌なんだと思います。

ケア提供者

本人の目を反らすというサインは、嫌だという意思表示だったのかもしれない。
以前の意思については確認していたが、改めて確認してみよう。

以前、経鼻経管栄養や胃ろうや点滴などのお話を何回か聞いたことがあると言っておられましたが、その時、Hさんはどのようにおっしゃっていたのでしょうか。

手がかり

本人の以前の意思について、家族やケアマネジャーの意見をふまえて推定する

妻

Hは食べることが大好きな人です。「食べられなくなったら、もうおしまい」と、言っていました。
「人工肛門をして長生きできて十分。これ以上体に傷はつけたくない。つらいことはしたくない」と、いつも話していました。

ケア提供者

ご家族以外の方からも意見を聞こう。

ケアマネジャーさん、Hさんは何回か肺炎で入退院を繰り返していらっしゃいますが、ご自分のお体の様子や食べることに関してなど、何かお話しされていませんでしたか？

手がかり

本人の以前の意思について、家族やケアマネジャーの意見をふまえて推定する

ケアマネジャー：
Hさんは肺炎で2回入院されています。
自宅に戻られてから、少しずつ食が細くなったり、時間がかかったり、むせることも増えてきました。
そのたびに、奥様が主治医の先生に相談されていました。食べ方も看護師さんから奥様も教わって工夫されていました。
食が細くなってきたHさんは、「食べられなくなったら終わり」と何回か訪問看護師さんに話していたと、私は聞いています。
最近はむせが増えて、途中から口を開けてくれないことも増えているようです。

手がかり
(食べられなくなったら終わりと話していた本人の思いを)、他の職種から得られた情報を多職種と共有する。

ケア提供者：

> 食べてもむせること、食事が楽しみではなく苦しみを伴うものになりつつある、という考えなのだろうか。
> Hさんの今の推定意思についても確認しよう。

では、今のHさんの思いは、食べることが楽しみではなく、つらさも伴うものになりつつあるということでしょうか。

手がかり
現在の本人の推定意思を、家族に確認する。

妻：
そうだと思います。
チューブ類をしても半年ですよね。
むせがよくならなくて、食事がつらいなら、望まないと思います。
「食べられなくなったら終わり」と言ってました。

娘：
私もそう思います。

▷妻と娘は即答し、じっとケア提供者、医師を見つめる。

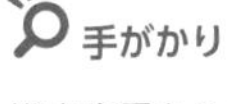

手がかり
推定意思をふまえた家族自身の希望を確認する。

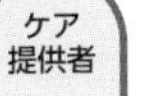

ケア提供者：

> Hさんの推定意思について、家族は迷うことなく返答された。
> 家族は、AHNについてHさんの推定意思にそって合意されるつもりなのかを確認しよう。

Hさんだったら「食べられなくなったら終わり」と今も思っている、そしてご家族のご意向もHさんの意向を尊重したいとお思いなのですね。
先生、栄養方法ですが、どうしましょうか？

医師：
今のお話をうかがうと、経管栄養チューブや胃ろうの造設、中心静脈栄養は望まないというようにお話しされたと思うのですが。

妻：
はい、結構です。必要ないです。

娘：
望みません。

▷妻と娘は即答し、医師を見つめる。

家族はAHNについて、Hさんの推定意思にそって合意されるつもりなのだな。
これは揺るぎない思いなのだろうか。

ケア提供者

そうなるとお口から水分や栄養をとることになりますが、Hさんは十分な量をお口から召し上がられないので、半年よりも短くなることが予測されます。

医師

妻 娘

……。

（二人とも下を向いてうつむく）

一瞬、家族が戸惑った。
予後が短いことを本日伝えたばかりで、すべてを決めることは難しいと思う。
家族にねぎらいの言葉をかけよう。

突然の話でご家族も戸惑われていると思います。
すぐに結論を出すことはとても難しいですよね…。

ケア提供者

手がかり

厳しい現実をつきつけられた家族がAHNについての意思決定を短期間ですることは難しいと考え、改めて場の設定をするよう調整する

妻

そうですね…、どうしたらいいんでしょうか。迷います。

AHNについての最終決定の場は、改めて設定したほうがよさそう。
Hさんの死生観や死別体験を確認しよう。

これまでHさんは「食べられなくなったら終わり」など、ご自身の死についてお話されていたようですが、それ以外にもHさんのご両親の死や身近な方が亡くなられた時に、何か自分の死についてお話されていたことはありますか？

ケア提供者

手がかり

治療方針の最終決定は、一度ではなく、もう一度機会を設けて行おうと考える

手がかり

本人自身の死生観や死別体験から、自身の最期をどうしたいと考えるか、家族や第三者の意見から推定する

妻

私はHの両親を自宅で介護した経験があるのですが、その時に、「自分の両親のように、最期は自宅でゆっくり生活したい」と話していました。
できればそのような形をとってあげたいと、今は思っています。

第三者の意見も確認しよう。

Hさんはそのようにお話しされていたのですね。
今でもそのように考えられていると思いますか？
娘さん、ケアマネジャーさん、いかがでしょうか。

（と、ケアマネジャーの顔を見る）

ケア提供者

ケアマネジャー：Hさんとご家族がそのように思われているなら、家に帰る準備を進めましょう。

妻：家に帰ってゆっくりしたいと思っていると思います。
連れて帰らせてもらいたいです。

娘：私もそう思いますし、母を支えてあげたいと思っています。

医師：わかりました、自宅に戻る準備を進めましょう。
もし、迷ったりお考えが変わったら、いつでも変更できますので、その時は教えてください。

妻・娘：わかりました。

社会福祉士：往診の先生や訪問看護師さんを呼んで、もう一度お話ししましょう。

食事が楽しみではなく、苦痛を伴う時期であることを共有した。そして、Hさんの推定意思に基づき、ご家族（妻と娘）は経管栄養チューブや胃ろうの造設、中心静脈栄養は望まないと一度は合意されたが、生命予後が短くなることに対して一瞬ためらう場面が見られた。Hさんの残された命は短いをことを家族は理解してはいるが、医師から改めて説明され戸惑われたと考えられる。最後は自宅で過ごしたいという思いもあり、残された生活をHさんとその家族が納得して判断できるように、地域の方と考えることになった。

Hさんの病室

▷ IC後、妻、娘、ケアマネジャー、ケア提供者、社会福祉士でHさんのベッドサイドにうかがう。妻がHさんに話しかける。
▷妻と娘の「家に帰ってゆっくりしようね」の言葉に、Hさんは笑みを浮かべる。
▷社会福祉士はケアマネジャーと相談し、社会福祉士が訪問看護ステーションや往診医に連絡してこれまでの情報を共有し、退院前カンファレンスの設定を行うことになった。

入院13日目　退院前カンファレンス

▷ケアマネジャー、ヘルパー、訪問看護師、往診医が同席して実施。
▷カンファレンスの前に、妻がHさんに再度胃ろうやチューブの話をされたようだが、本人の表情は硬く、やはりHさんは望まないのではないかという結論に至った。
・退院の際には、今行われている末梢点滴は継続し、Hさんの身体状況を見て持続皮下注射に切り替えていく。
・本人の食べたいという思いに沿って、訪問看護師がそばにいる時に、お楽しみ程度の経口摂取を行う。
・退院してから迷いが生じて再度考え始めた際には、地域のケアチームと相談して考える。

▷入院15日目に退院。

●ケアチームによる共有

ICの内容やご家族（奥様、娘さん）の反応、Hさんの病室での会話の様子を看護師カンファレンスで共有し、日々のケア内容について検討した。

その中で、Hさんのご家族が来院された際には、ご家族とHさんのこれまでの生活やご家族の意向の確認、Hさんの反応を確認し記録に残すことを共有した。また、Hさん、ご家族ともに経口摂取について強い思いがあるため、ご家族がいらっしゃった際には自宅での食環境や介助方法、マウスケア方法を確認し、経口摂取を継続できる方法を言語聴覚士に相談することになった。

そして、退院前カンファレンス前までに、日々のケアで得た情報を整理し、病棟看護師が退院前カンファレンスで伝えることになった。

●ケア提供者の振り返り

Hさんは重度の認知症であり言語で意思を伝えることが困難となっており、ご本人の推定意思やノンバーバルなサインを普段のHさんをよく知る方とともに検討しました。認知症高齢者は複数の疾患を抱え、入退院を繰り返すことが多いです。急性期病院で疾患が憎悪する中で、重度の認知症患者の意思の表明支援は非常に難しいです。ご家族やケアマネジャーなどご本人の価値観やサインをよく知る人と早期に連携し、ともに支援することが重要です。

（小栗智美）

●本事例の総評

Hさんの今後の療養場所や治療方針を決定していく上で、本人が現在の意思を表出することが難しいため、周囲が意思を推定していく必要がありました。その過程においては、家族や地域での生活を支援してきたHさんをよく知る人と「対話」をし、Hさんの意向や死生観につながる情報をつなぎ合わせることによって、意思を推定することに至っています。

また、家族が選択する方針によりどのようなことが今後起こりうるのか、差し迫る死の可能性について医師から説明を受けた家族の反応をケア提供者はしっかりと捉え、段階的な方針決定が必要であることを判断しています。本人が意思を自分で伝えることが難しいからこそ、家族や親しい人が代弁者となり推定意思を確認し合意形成していますが、決定した後も代弁者の葛藤へも十分に考慮し、繰り返し話し合い、皆の合意のもとに最善の方針を選択するそのプロセスが重要であることがわかる事例です。

（山縣千尋・原沢のぞみ）

本書を読み終えられた方々へ

本書を手に取ってくださった皆様ありがとうございました。

読み終えられていかがでしたでしょうか。

本書では、対話を「相手の言葉に込められたメッセージを感じ取り、それを確認し、気持ちのわかり合いを含む共感的理解を伴うもの」と位置づけました。認知症の人と家族とのさまざまなケア場面の「対話」を例に挙げ、看護実践として言語化を試みたものです。皆様の日頃の実践を確認することはできましたでしょうか。

また、本書のもう一つの重要テーマである「認知症の人と家族、ケア提供者のチームメンバーに対する意思表明支援」についてはいかがでしたでしょうか。意思決定支援のプロセスにおいて「本人の意向」を中心に据えて進めるために意思表明支援は欠かせないものです。本書では意思表明を「患者・利用者本人が自分の気持ちや考え（自らの価値観や大切にしていること、気がかり、目標、選好）を熟考し、意識化し、「語り」や「書く」ことで表出すること・表明すること＝他者に伝える、他者に語ること」であるとし、この意思表明支援を丁寧に行うことで、その人自身とその人を囲む関係者が心を開いていく重要性を伝えています。

意思表明支援は、他者との「対話」によって心が開かれ、わかり合う思いの交流が生じることで安心や心の穏やかさが生まれ、まさにその人の「心地よさ」となっていく重要なケアのプロセスです。こうしたケアリングによって、その人自身にどうしたいかという新たな選択肢が現れ、その人の意思が形成されるのではないでしょうか。さらにケア提供者は意向の表明によってその人中心のケアの在り方や自分自身の見方を再考することにつながるのではないでしょうか。考えてみると、こうした対話による相互作用のプロセスは一人ひとりを大切にする創造的なケアなのだと思います。

本書は、多忙を極める医療現場であるにもかかわらず日頃の実践を記述してくださった執筆者の方々と東京女子医科大学の編者の皆様のご尽力により、認知症の人のケアとは何か、意思表明支援とは何か、対話の手がかりとは何か、皆様の絶え間ない「問い」によってでき上がりました。心より感謝申し上げるとともに、本書が認知症ケアの新たなアプローチ方法として、はじめの一歩となることを願っています。

2021年6月

編著者を代表して　長江　弘子

索引

英字

あ行

か行

さ行

た行

な行

は行・ら行

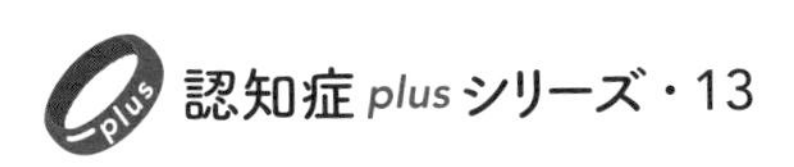

認知症 plus 意思表明支援

日常生活の心地よさを引き出す対話事例

2021年6月25日　第1版第1刷発行　〈検印省略〉

監修●長江弘子

編集●原沢のぞみ　高紋子　岩﨑孝子

発行●株式会社 日本看護協会出版会

〒150-0001　東京都渋谷区神宮前5-8-2　日本看護協会ビル4階
〈注文・問合せ/書店窓口〉Tel / 0436-23-3271　Fax / 0436-23-3272
〈編集〉Tel / 03-5319-7171
https://www.jnapc.co.jp

デザイン●大野リサ
表紙カバーイラスト●コーチはじめ
本文イラスト●志賀均
印刷●株式会社 フクイン

©2021 Printed in Japan　ISBN 978-4-8180-2342-0